Enjoy是欣賞、享受，
以及樂在其中的一種生活態度。

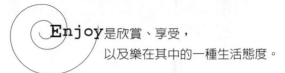

走路讓我重生

陳芸英——著

動、綠、奶：孫正春的奇蹟三部曲

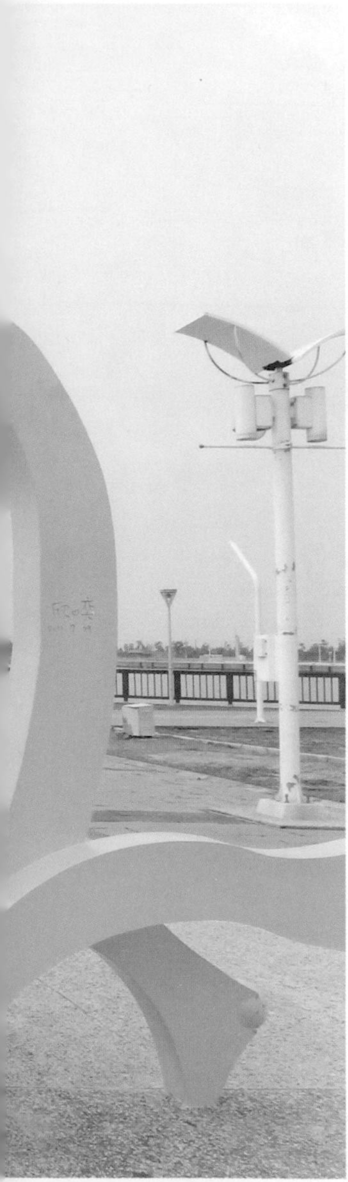

走路，是生命必需品

戴斗笠、打赤腳，
是孫正春與妻子陳梅香「走路」的標準裝扮。
對他們來說，
走路，就像每天都要吃飯、睡覺一樣，
是生命的必需品，二十多年不變。

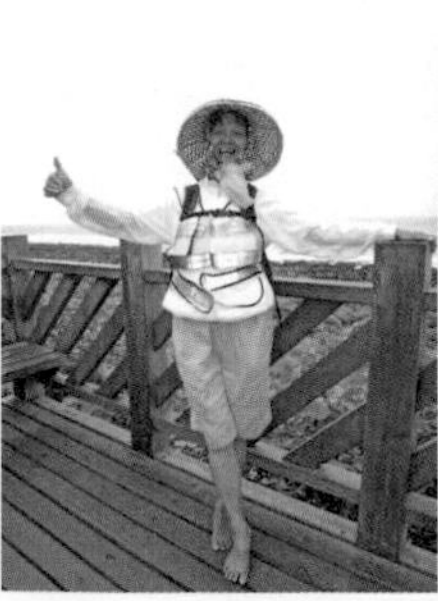

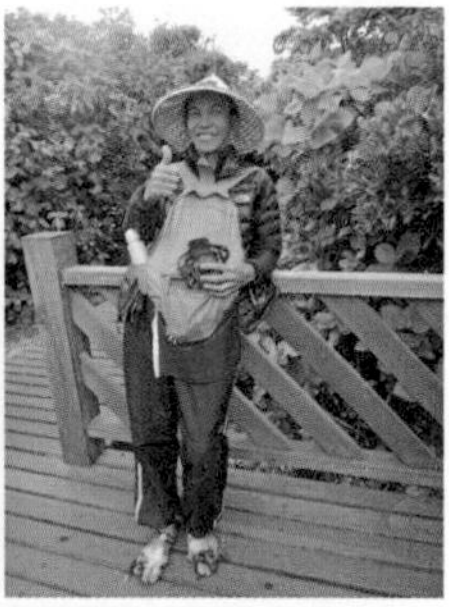

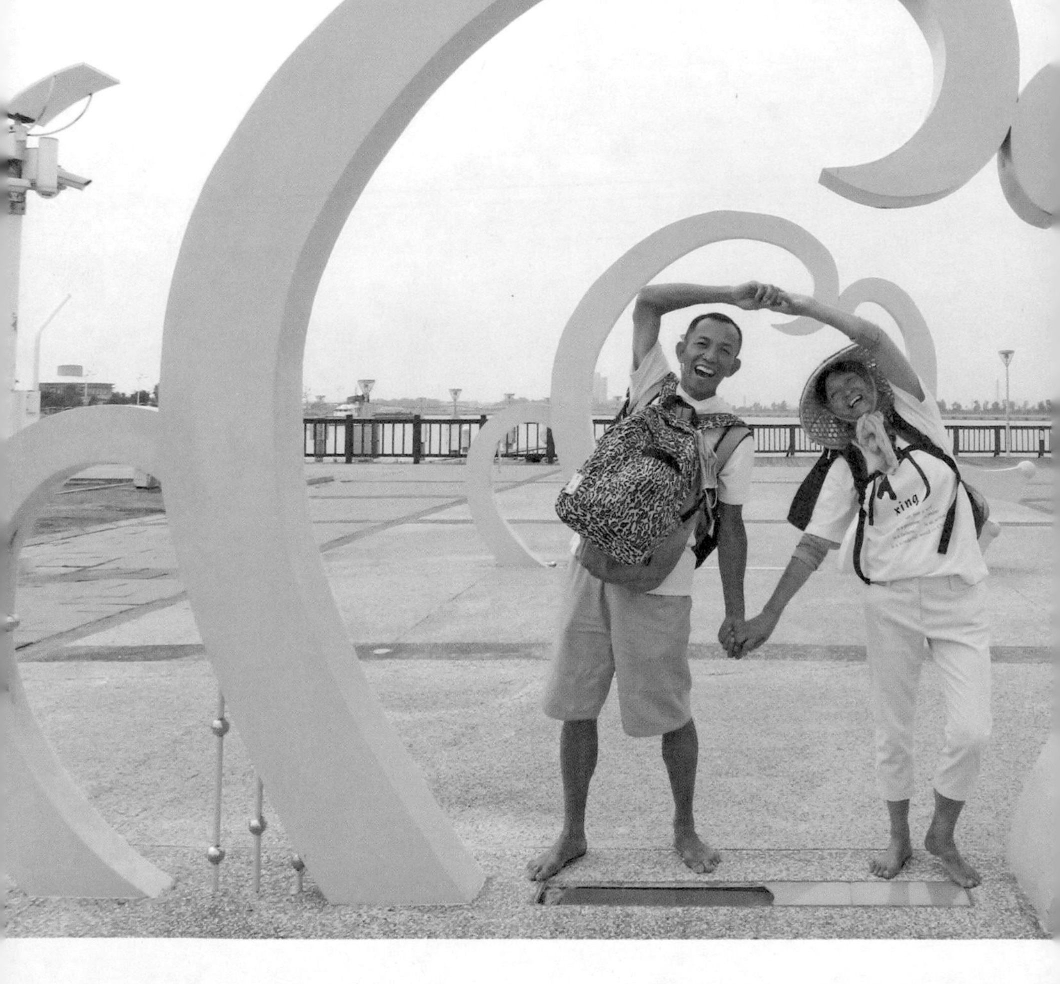
xing

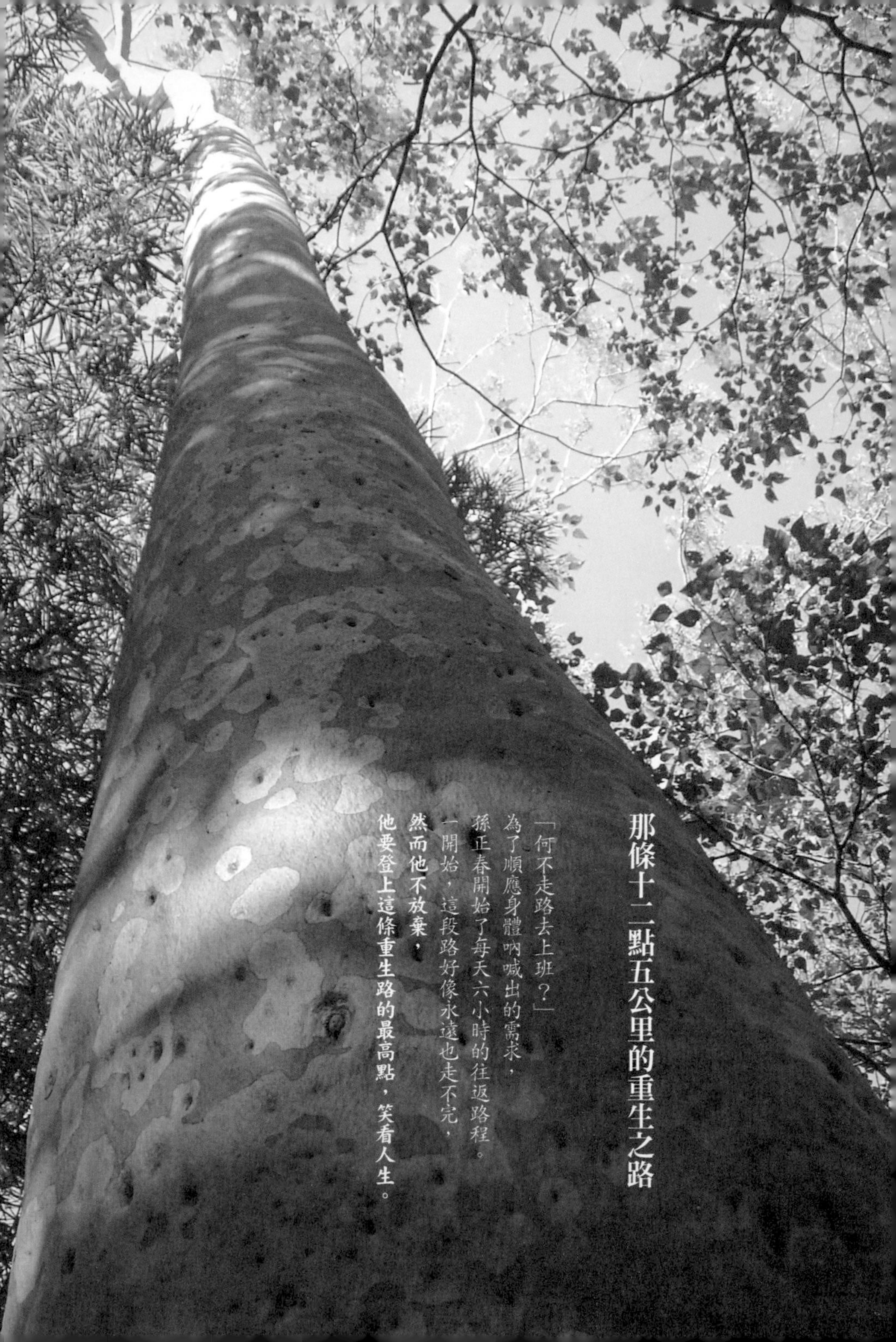

那條十二點五公里的重生之路

「何不走路去上班？」
為了順應身體吶喊出的需求，
孫正春開始了每天六小時的往返路程。
一開始，這段路好像永遠也走不完，
然而他不放棄，
他要登上這條重生路的最高點，笑看人生。

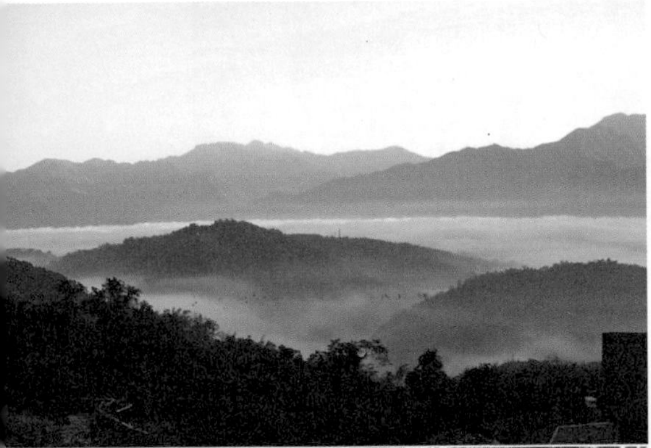
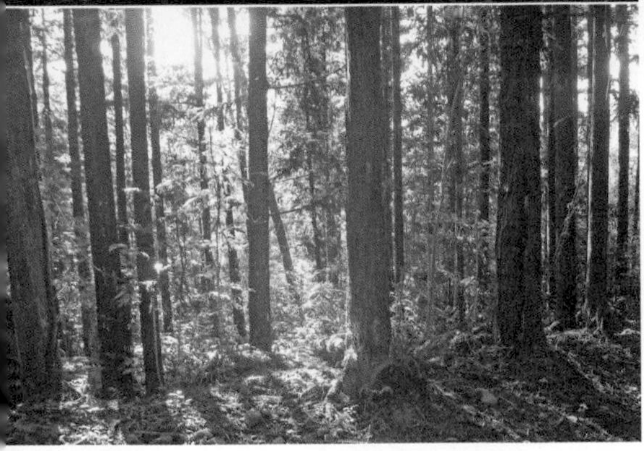

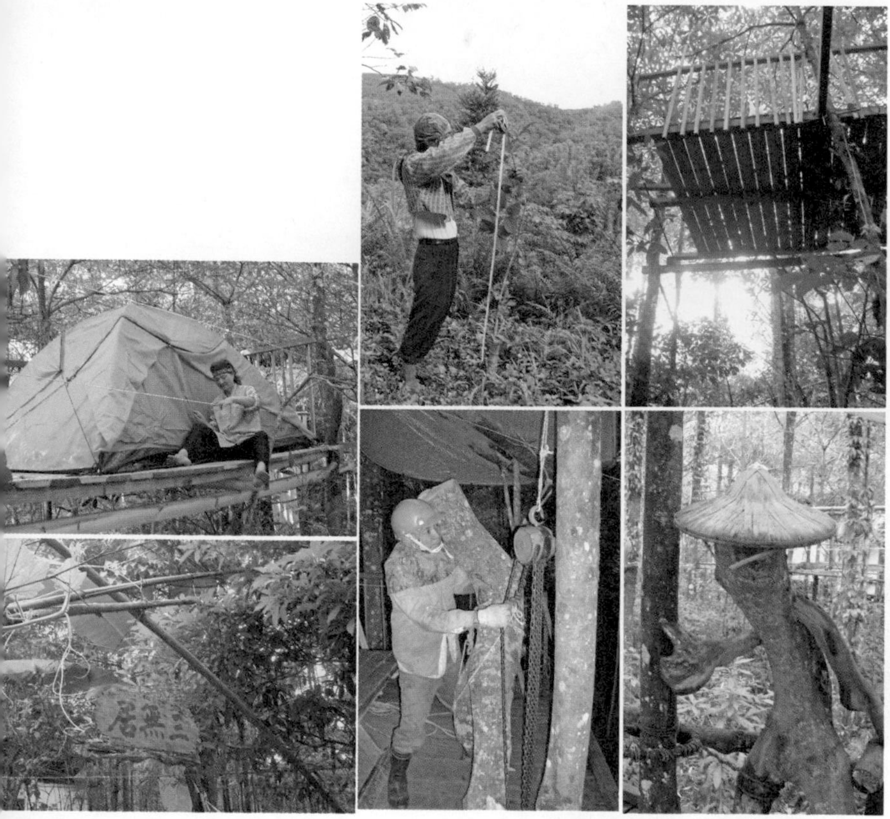

他，種了一片森林

從小樹苗開始，孫正春夫妻倆種了一片森林，
一手打造山上的家「三無居」，
架管引水，創作漂流木人。
這裡沒有門牌，沒有地址，只有好山好水，
人生的腳步，在此調整。

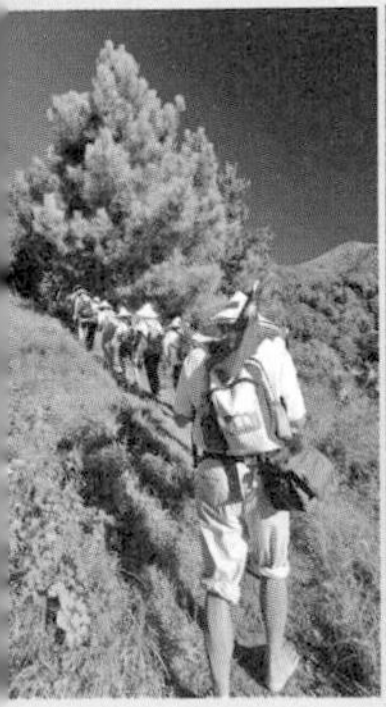

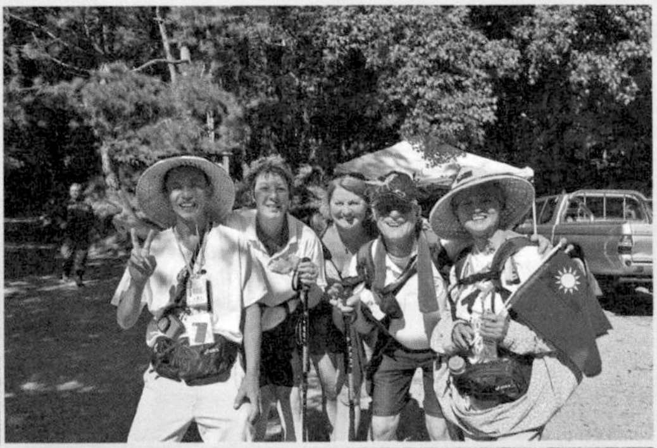

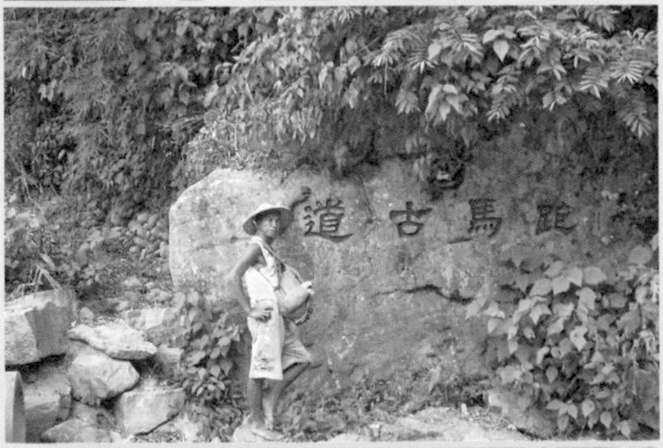

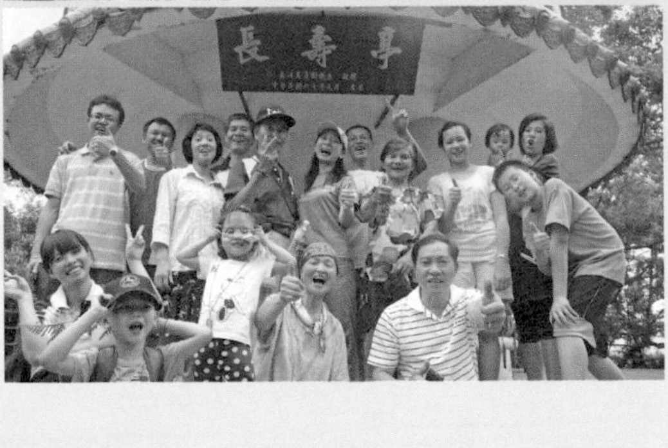

走路很簡單，就是走出去而已

孫正春不僅一個人走，
還帶動家人、同事健走，
更走向世界，參加義大利健走活動。
走路真的很簡單，就是走出去而已，
慢慢走，不要急，才能走得遠、走得久。

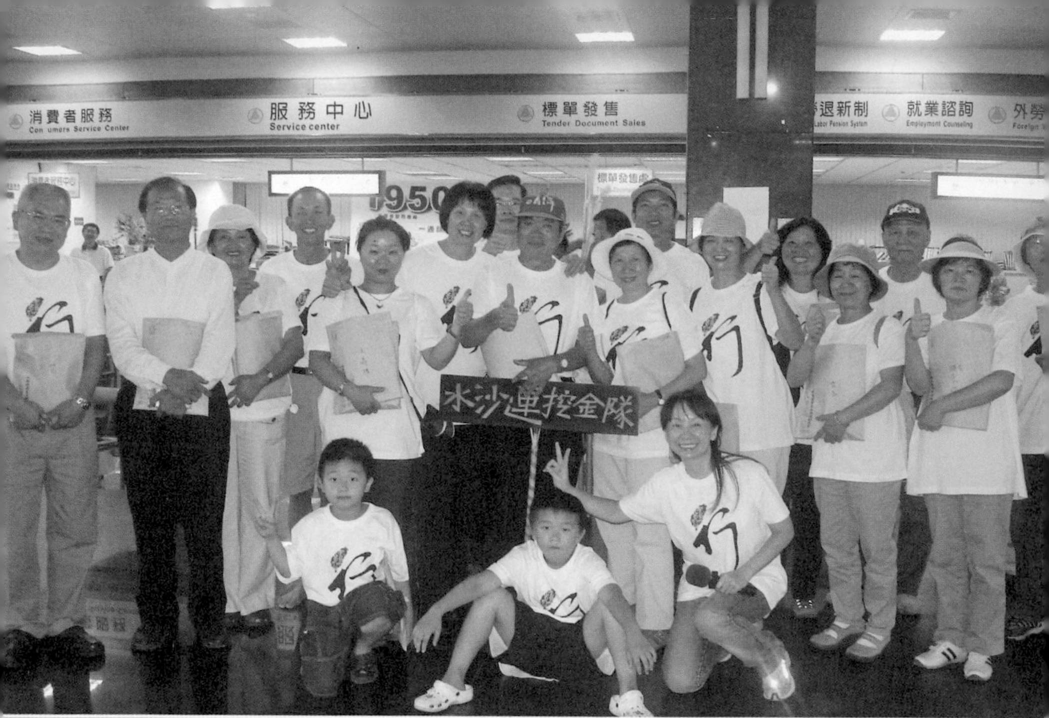

水沙連挖金隊

一開始只是鄰居們跟著孫正春，
晚飯後的悠閒散步，
走著走著，成了遠近馳名的健走俱樂部，
甚至有人遠道而來一起走。
水沙連挖金（walking）隊，
走出了健康與友誼的金。

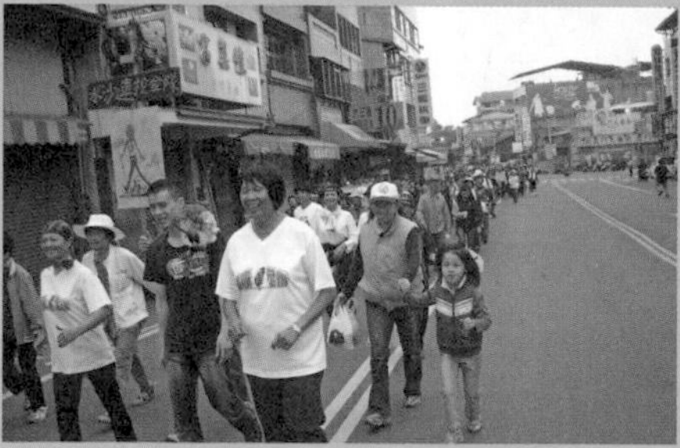

長途健走之一

現代版「裨海紀遊」九天

初見史書《裨海紀遊》，孫正春就非常著迷，
若能按書中路線走一趟，一定很過癮！
直到擁有了《裨海紀遊》，
這個心願終於實現。
走過西螺大橋，就地研究路線，
沿途訪查古事，甚至夜宿麥當勞初體驗！
走路，徹底改變了他看世界的角度。

時間：二〇一〇年十二月二十三日～三十一日
路線：起點鹿耳門↓終點北投（詳見第二七八頁）
主要成員：兩人（孫正春、陳梅香夫婦）
最感動的事：循古代路線，走現代之路，一種與古人交會的感動！

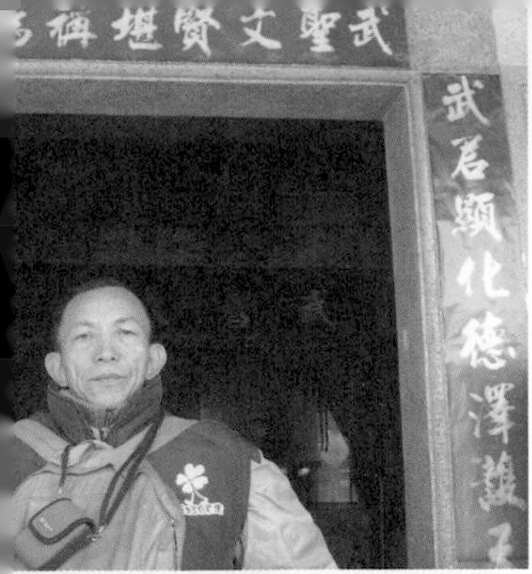

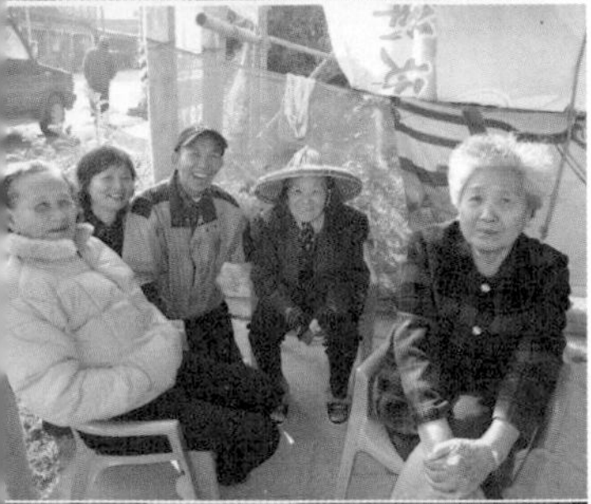

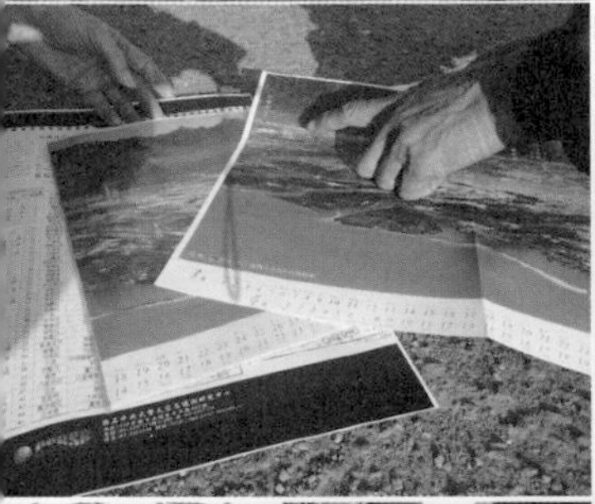

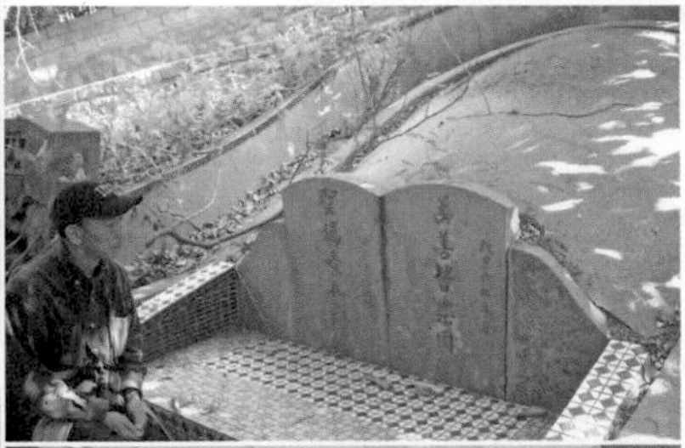

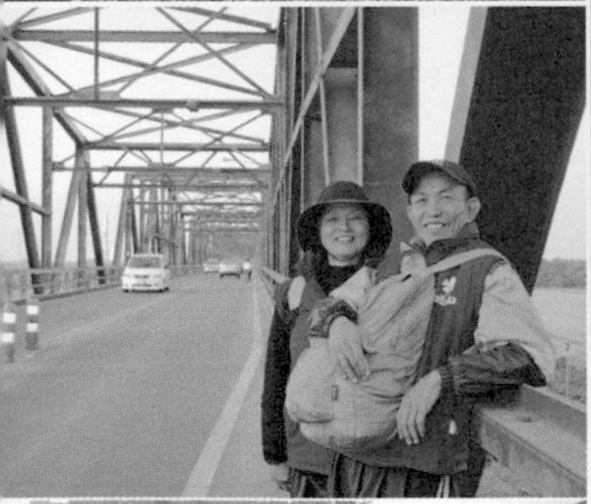

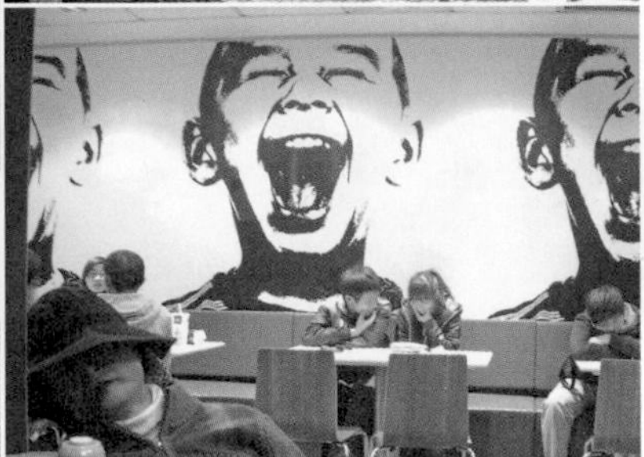

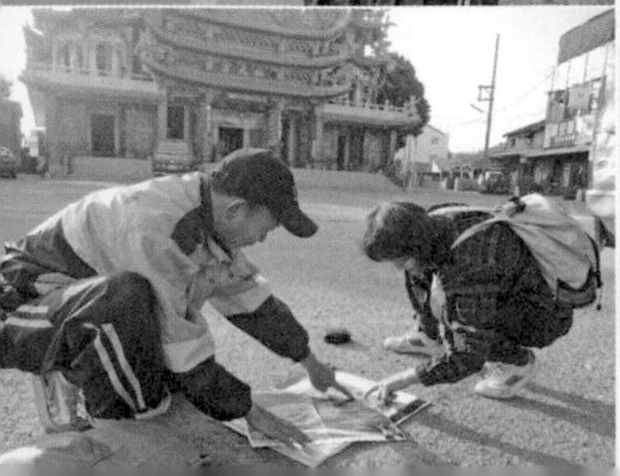

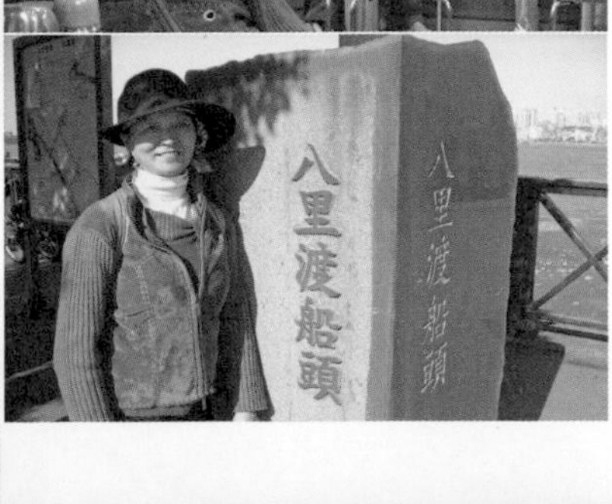

長途健走之二

環島健走四十五天

時間：二〇一一年十一月十六日～十二月三十日

路線：起點總統府↓環台一圈↓終點一〇一大樓（詳見第二八〇頁）

主要成員：十一人（四名外籍友人、七個台灣人）

最難忘的事：再痛也要走下去，堅持赤腳走完十四公里的碎石路！

出走吧，風雨無阻！

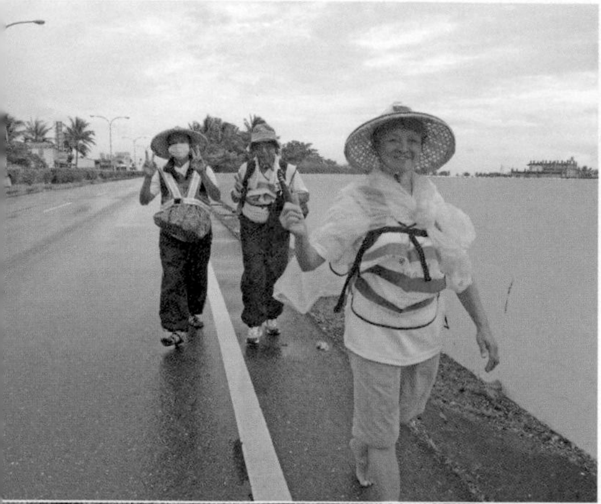

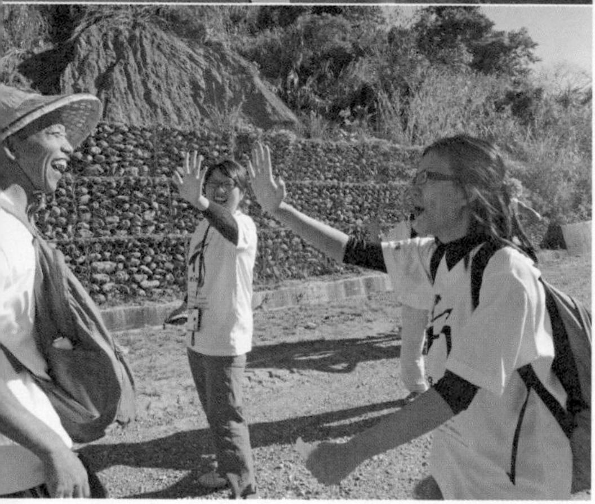

驚險走過
十四公里碎石路

他曾被鋼絲插入腳底，赤腳踩過滾燙柏油路，
然而，這段碎石路才是最大難關！
每一顆石頭都像利刃，每一步都是椎心折磨，
雙腳用膠帶包了又破，破了再包，
但是，跨出的每一步，都讓他更接近終點。

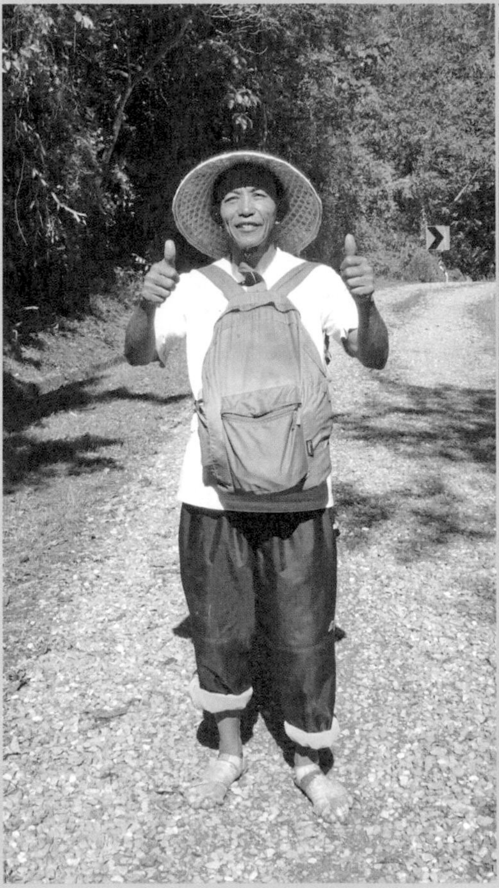

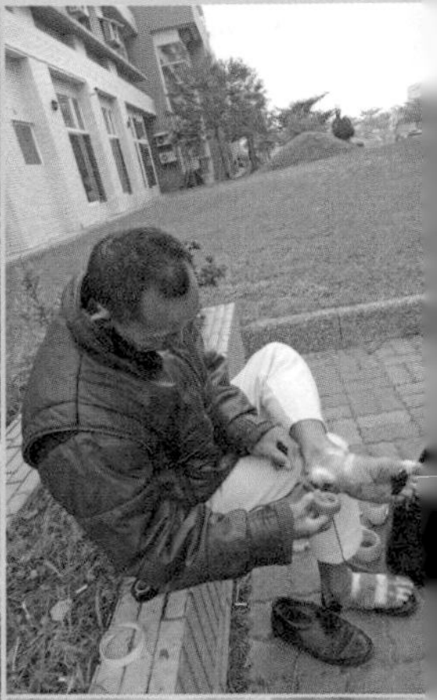

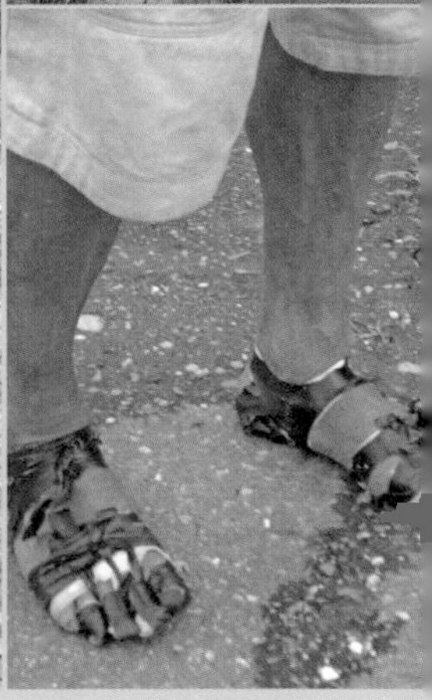

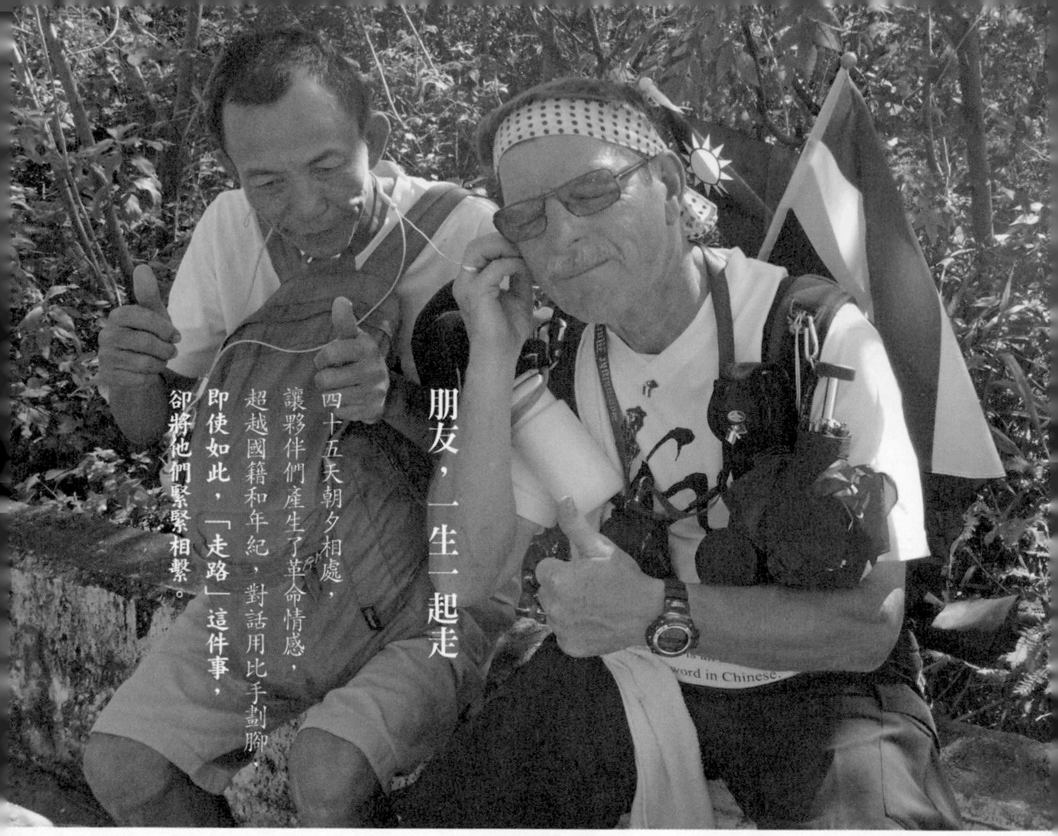

朋友，一生一起走

四十五天朝夕相處，
讓夥伴們產生了革命情感，
超越國籍和年紀，對話用比手劃腳，
即使如此，「走路」這件事，
卻將他們緊緊相繫。

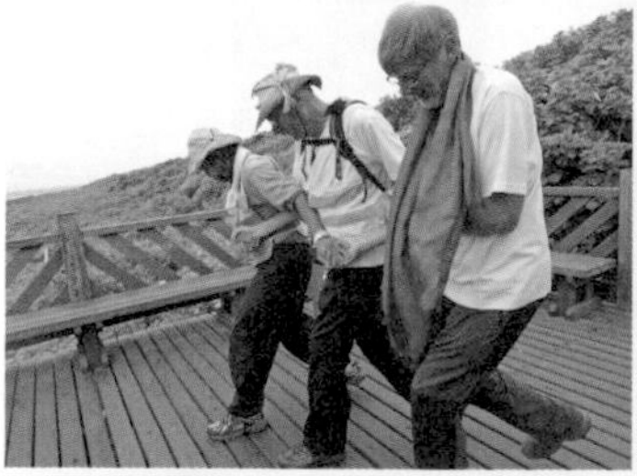

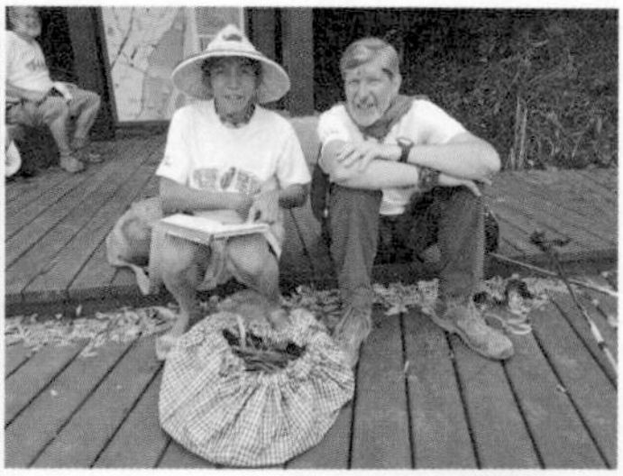

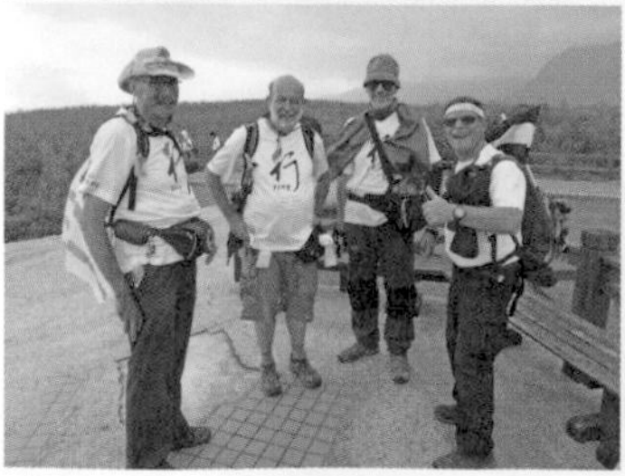

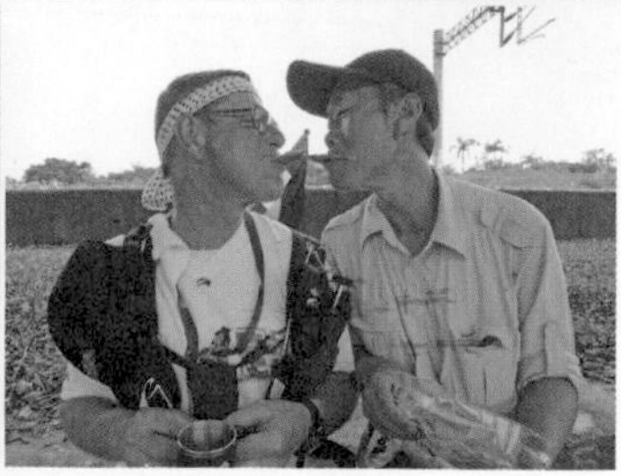

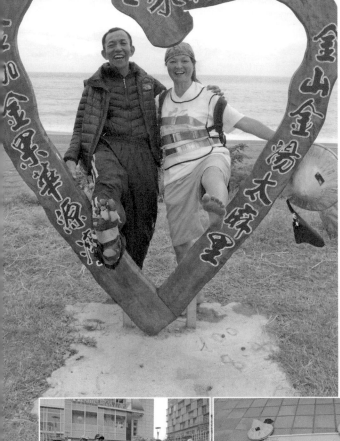

實現夢想的四十五天

從總統府出發到一〇一大樓，
一般人大約走一個小時就到了，而他們走了四十五天。
然而，穿著那雙踏過青草、礫石，磨出厚繭的「真皮鞋」，
對孫正春而言，這四十五天，讓他的夢想實現了。

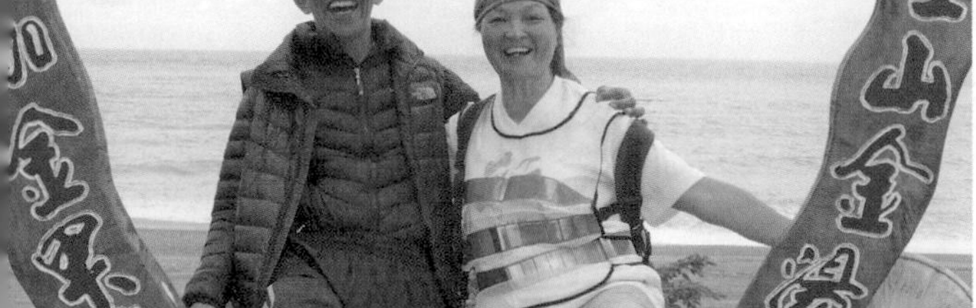

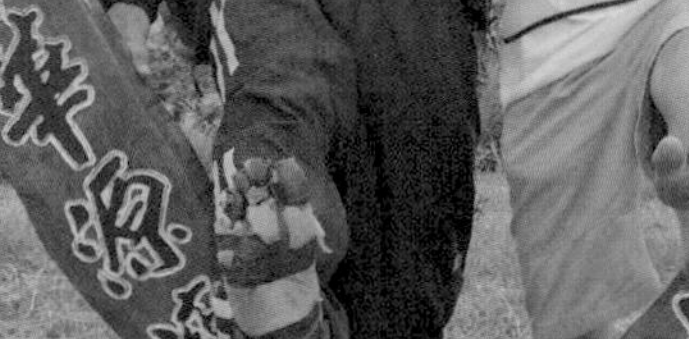

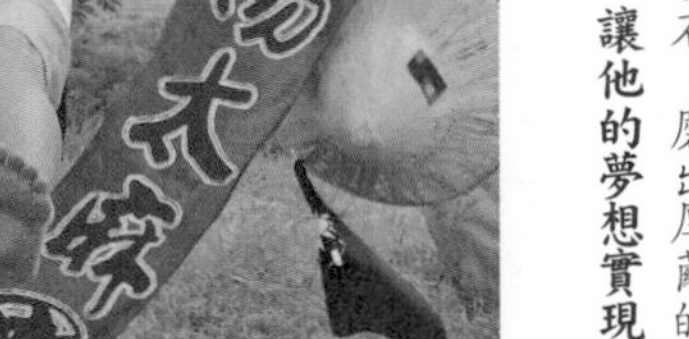

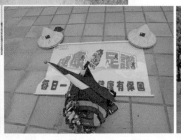

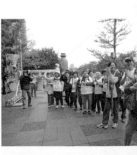

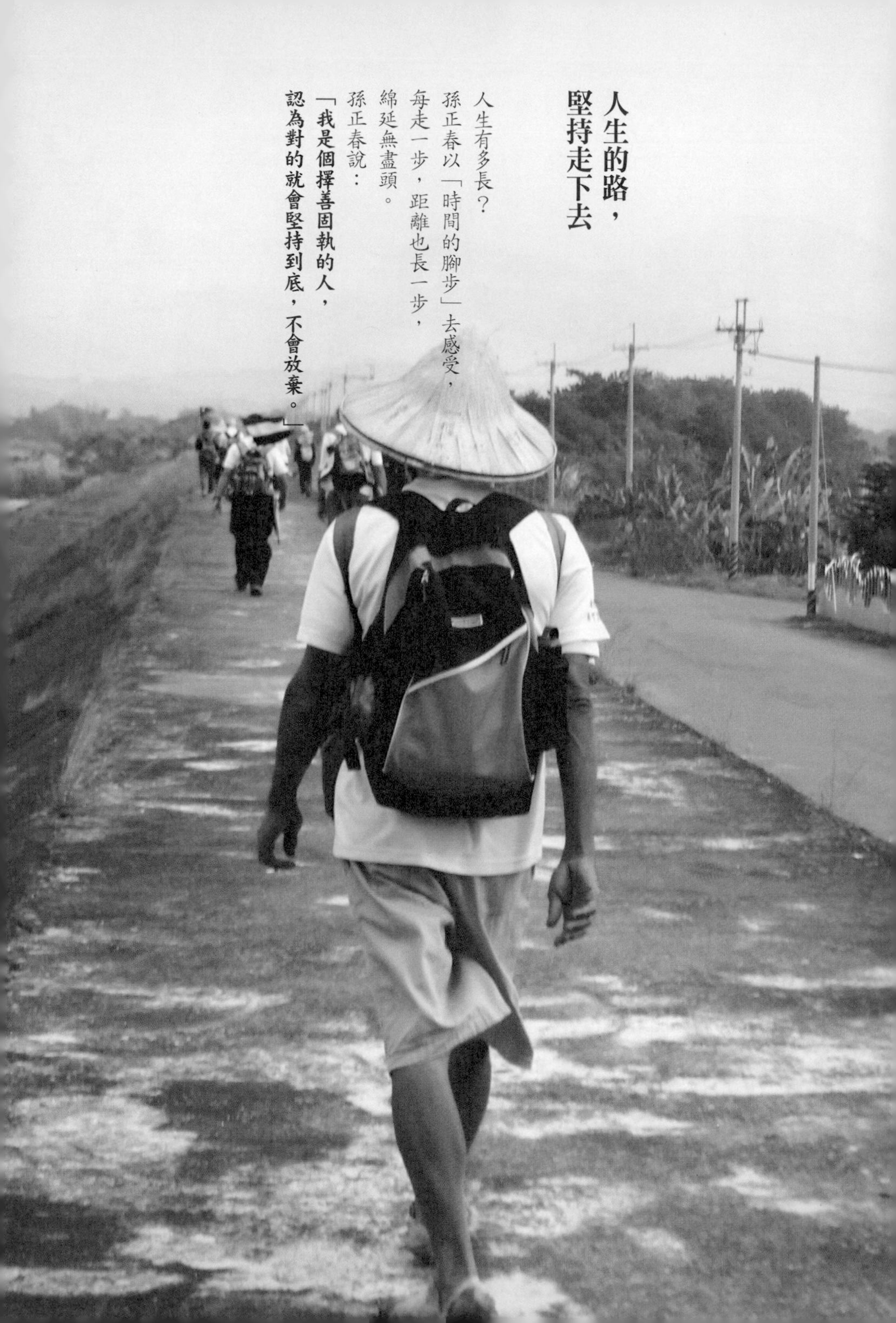

人生的路，堅持走下去

人生有多長？
孫正春以「時間的腳步」去感受，
每走一步，距離也長一步，
綿延無盡頭。
孫正春說：

**「我是個擇善固執的人，
認為對的就會堅持到底，不會放棄。」**

【推薦序】

有病怎麼辦？開步走就行！

文◎陳若曦（台灣藝文作家協會理事長・好友）

公元兩千年，我獲選擔任首屆南投駐縣作家。駐縣一年裡，飽覽好山好水外，最大收穫就是認識孫正春和陳梅香夫婦，並結為莫逆之交。此後年年造訪埔里，被友好戲稱是「回娘家」。

想當年，報紙一披露中選消息，即接獲一位台大學長來電，說他好友孫正春邀請我去住埔里孫宅，一切免費且熱誠照顧。我想觀察和體會「九二一地震」災後的重建情況，乃選擇和災民同住組合屋，但幾乎天天和他們見面。做什麼？走路嘛！

每日清晨天剛破曉，正春就來組合屋和我會合。

「你只管在前面走，我跟在後頭。」

於是我自由行走過玫瑰花圃、茭白筍地，或玉米田或甘蔗區；舉頭藍天白雲，還飽吸芬多精，每一舉步都令人心曠神怡。有一回偶爾回頭，發現正春正四肢著地爬行，不禁嚇了一跳。

「別怕，」他解釋，「我患淋巴癌之前，先有了膏肓病。膏肓部位隱蔽，只有爬行動作才會觸動到那裡，也才達到運動效果。」

哦，我這才恍然大悟，古人以「病入膏肓」比喻病情無救，真乃先見之明！

我參加荒野保護協會並任大安森林公園義務解說員，平常努力辨認樹木和樹名。有一回和正春走在

二〇一二年元旦健行活動後的合影，神采飛揚（右三為陳若曦，右四為孫正春之妻陳梅香）。

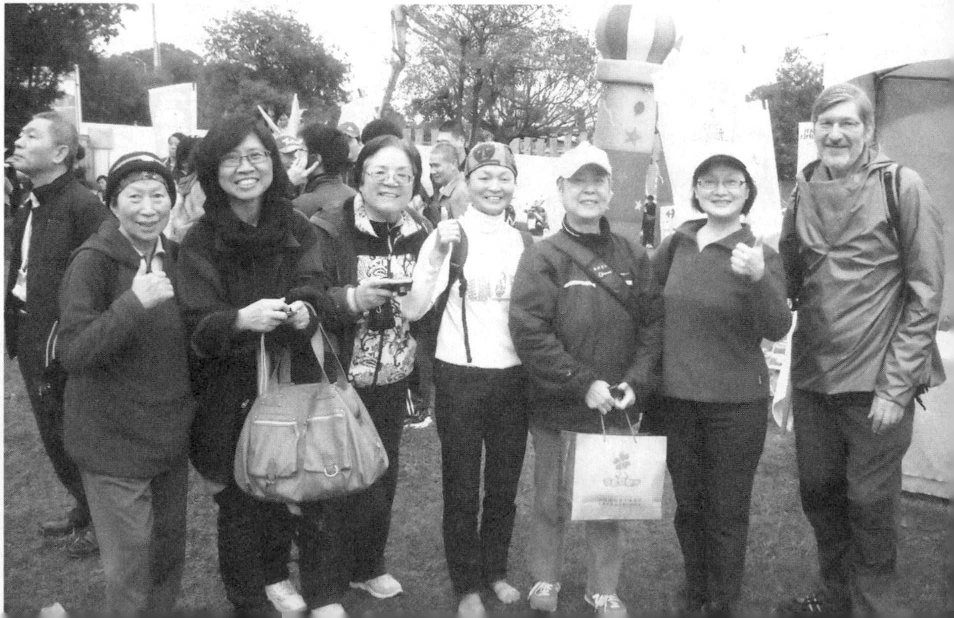

森林裡，我指著一欉植物打聽名稱。

「五爪金英，有毒。」說完，他摘取一片嫩葉就嚼食起來。

我又嚇一跳。「你不是說它有毒嗎？」

「少量沒事，」他解釋，「毒不毒是相對而言，對人有毒，對動物可能是食物和補品。量多量少也有區別。銀杏也有毒，少吃是健康食品，多吃就會中毒。」

我喜歡和他遊走森林，隨時可以吸收各種知識。

廿多年前，人們談癌色變，手術切除幾乎是唯一選擇。正春能以大量閱讀加上森林工作的細心觀察，總結出運動、吃綠色植物（包括蔬果、樹葉）和酸奶以強健身體之法，簡稱「動綠奶」。這是和癌細胞和平共處，以壯大自身免疫力來遏制它們的方法。

有人問：這樣，癌細胞殘留下來，不是隨時都會復發嗎？

可能。其實手術之後，也多的是癌症復發和轉移的情況。醫學研究已證明，人體總有這種不正常細胞存在，但只要身體健康，它便受到控制，因而健康實乃抗癌的不二法門。正春上班地點在魚池山上，緩坡步行便成為簡便又能持之以恆的運動方式。他也相信地氣之說，步行必赤腳，久而久之，夫婦倆已各練出一雙鐵掌大腳。

因為正春步行健身的效果十分顯著，加上他樂於分享，很快吸引了左鄰右舍來仿效。他家成了「挖金俱樂部」，蓋「挖金」乃英語Walking諧音也。每天晚上八點，他們和鄰居從門口出發，一路吸引同好參加，繞了約半個埔里鎮回來。沿路人聚人散，自由開放，有說有笑，大家都走得很開心。

「飛躍的羚羊」紀政曾飽受產後尿頻之苦，後來也是靠走路治癒了它。她因而創立「希望基金會」，我們都踴躍參加。這基金會參與全球步行總會，每年都可以出國參加分會國舉辦的健行活動。我參加過中國大連市主辦的一次，沿渤海灣行腳，但見海天交會，美不勝收。正春夫婦倆去過義大利，一雙大腳丫走透透，成了當地記者的吸睛亮點。

有一年，馬英九總統接見夫婦倆。行前在舍下過夜，一早我親自送他們到總統府。他們開創了赤腳進總統府的首例，傳為美談。

我們常說「活動」，要活就要動嘛！希望這本書能感動你加入我們的行列。

二〇一四年九月寫於台北

【自序】

走在一條健康大道上

文◎陳芸英（本書作者）

便祕？去走路吧！

這是一本報導孫正春因「走路」而甩掉「腫瘤」的故事。幸運的我在採訪之初就蒙受其益，想以此文為見證，證明走路在我身上產生微妙的反應和實質的效果。不過，孫叔叔為人謹慎，怕過於簡略的文字會引起不必要的誤會，所以他的說法比較完整：「生病一定要先看醫生，接受治療，再輔以『走路』當保健。此外，要配合吃綠色蔬菜和吃優格……而且持之以恆。」答案落落長，就是唯恐讀者斷章取義，以為只要「走路」便能抗癌，那是絕對不正確的。

孫叔叔是個很有感染力的人，他被調派到宜蘭，就把「走路」的概念留給他們；他搬回埔里，就帶動新社區夜間走路的風氣，還成立「水沙連挖金隊」哩！

至於我個人的經驗，得從與梅香姊（孫太太）的一席話談起。有一次採訪結束，我們閒聊，她談起了一段舊事。

「十多年前我經常腹瀉，有一次在日本旅行，很想上大號，忍了很久，實在憋不住了，好心的司機只好把車開到有廁所的地方……」

我聽了噗嗤一笑，說：「我跟你剛好相反耶，我是大不出來！」

我長期受便祕所苦，還因此做大腸鏡檢查，從三天前開始吃低渣食物（白稀飯、白土司、白饅頭、豆漿……）到前一天吃瀉藥，直至當天躺在診間忍受一根管子侵入腸道的恐懼——沒有親身經歷的人，無法感同身受。雖然檢查結果沒問題，但便祕依然無解，醫生開的藥也不靈，聽她可隨吃隨大，真不知道該不該羨慕！

她告訴我：「你去走路。」走路可喚醒全身活力，增進所有部位的健康，包括促進腸胃蠕動。

每日一萬步，健康有保固

為了佐證健走的好處，梅香姊舉例說，紀政原本有尿失禁，是靠健走不藥而癒的。她的貼身幕僚黃純湘的父親多年前被診斷肺癌末期，至多僅剩半年生命，紀政到醫院探望時，推薦「走路」這帖藥方，他因此邁出生命的步伐，七年後才走到人生盡頭。

為了說服我，她喊出一個方便我記憶的口號——每日一萬步，健康有保固。並補充說：「反正走路不花錢，也沒副作用，如果無效，當運動健身也很好啊！」

我答應試試，不過並沒有馬上行動。

若干天後，我參加了一場公益路跑，我是陪跑者。

然而直到鳴槍那一刻，我才發現旁邊的partner心臟不好，根本不能跑，我倆只好改為快走。

當天晴空萬里，陽光燦爛，是走路的好天氣。就在抵

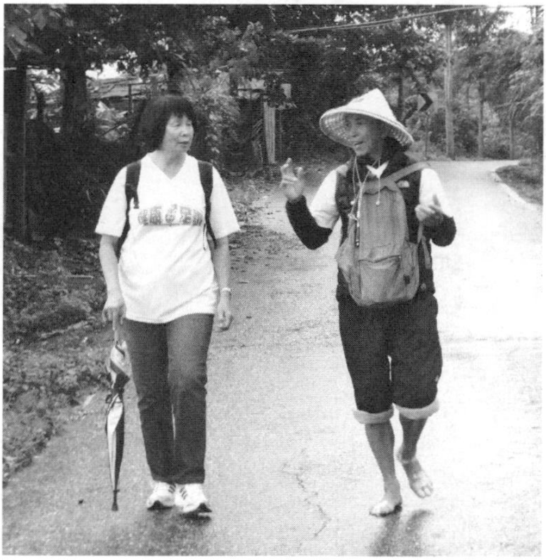

紀政與孫正春都因為走路而重獲健康。

達終點時，我的肚子突然咕嚕咕嚕地叫，感覺便便正蠢蠢欲動呢！這種情況好久好久沒出現了。

我抱著肚子踉踉蹌蹌地跑去流動廁所，排在前面的人好心讓位，我一進去就是一陣劈里啪啦……是因為走路的關係嗎？

沒想到隔天一早，「咚！」的一聲，久違的聲音，「好像走路有效耶！」我再試走一萬步，果真沒錯，那便便好長，繞了兩圈，呈中等勻稱的膏狀。我是如此敏感且震撼，便祕問題就這樣消失了耶！我又驚又喜卻不敢說出口，彷佛剛懷孕的女人，得三緘其口，免得保不住戰果。

我無法形容每天順利排便帶來的愉悅，尤其是一天的開始，那是多麼大的祝福！我珍惜這得來不易的成果，暗自將「每日一萬步」列為隱藏版行程，在心裡默默祈禱——願為這美好的感覺，持之以恆。

累計法，輕鬆走到一萬步

由於不習慣攜帶計步器，我以腳程一分鐘走一百三十步計，其實八十分鐘就超過一萬步；但走路速度會隨時間遞減，所以我以九十分鐘計為一萬步。

我的一萬步採「累計法」，五分鐘、十分鐘加上去，很隨意，沒有非得一鼓作氣走完的壓力。有時早上先走三十分鐘，上班時間再偷渡三十分鐘，剩下的步數由晚上完成。又如，聚餐的地點若在不遠處，就走過去；或者多走兩站搭公車，同時提早兩站下車，甚至直接從公司走回家。

我平日常走敦化南北路和仁愛路，兩旁樹影搖曳，隨時聽得到風吹樹葉發出沙沙聲響，走起來很愜意；有時則穿越大街小巷，這才發現哪些巷弄是相通的，某家美食藏在某條巷子裡。此外，也可以進行「市街觀察」，發現一些有趣的店家呢！

慢慢地，我也走出距離，從ＳＯＧＯ走回家是五十分鐘；去市府捷運站是半小時。我還用歌曲計時，算算這段路可以容納多少曲子。

我更學孫叔叔赤腳走路哩！有一回到公園繞好幾圈，竟然沒人注意我，倒是我注意每個路過的人，整個公園就我一個人打赤腳。晚上去一〇一的Page One看書，離開後馬上脫鞋子，一〇一大樓外的地板好光滑，跟我家客廳一樣乾淨。我往右邊松智路走，沿途經過幾處豪宅，大門前有幾個警衛，我赤腳拎鞋，他們也沒看我耶，一眼都沒看。我意外領略一個道理：有時我們很在意別人的眼光，其實沒人在意你！

怎麼會遠？走路都走得到！

初期，我走得很勤，有一般人所謂的「三分鐘熱度」。某日我趕搭第一班公車，我非得搭上那一班不可，眼看快來不及便跑了起來，沒想到一個失神竟跌成「掰咖」，往後一段時間走路都是一跛一跛的；即使如此，我還是一拐一拐地走滿一萬步。另一天生病了，幾乎整天躺在床上，望著時鐘滴滴答答，再過兩個小時，一天就要過去了。這時，腦海突然湧起「今日事，今日畢」的格言，而我一天中最重要的事還沒做呢！我立馬跳下床，鼓起勇氣走出去。

中期，則陷入「怠惰」，若天氣燠熱、烏雲密布，都成為我不走或少走的理由。沒想到我身體的反應異常靈敏，隔天就便祕，彷彿成了偷懶的懲罰。

最後，我連下大雨都走。有一天，我搭車找到一條健行者推薦的綠蔭大道，步道的兩旁盡是高大樹林，有與世隔絕的靜謐，微風輕拂，非常寫意。這步道很長，離市區不遠，隨處找得到車子離開。

走了近半小時，突然稀里嘩啦地下起一場西北雨，球鞋全被淋溼，走起來噗吱噗吱的，連心情都溼答答。這時腦海掠過一個念頭：「該搭車回家了！」

就在這念頭升起的一瞬間，另一個聲音卻出面反擊：「大老遠跑來才走那麼一丁點路，很遜！」後來我放緩腳步，調整呼吸，在雨中一步一步踏實地走滿九十分鐘，走得汗水淋漓……經過那一次，感覺打了一場勝仗。

採訪孫叔叔的故事後，我發現自己截然不同了。有時小石頭不小心跑進鞋裡，我並不急著挑開，「當腳底按摩有什麼不好？」搭車過站也不心慌，「多走點路有什麼不好？」甚至聽別人說從哪裡到哪裡有多遠，我心中的ＯＳ是：「怎麼會遠？走路都走得到哩！」

人生的路，原來可以靠雙腳走出來。他以一股堅強的毅力，不但「走」出一條康莊大道，也贏回了健康。

目錄

第三章　水沙連挖金隊

——帶社區挖出健康的金

第四章　奇蹟抗癌三部曲

——健康王道動、綠、奶

第五章　徒步長征

——腳踏實地創新健走風

第六章　環島健走四十五天

——走向美麗新世界

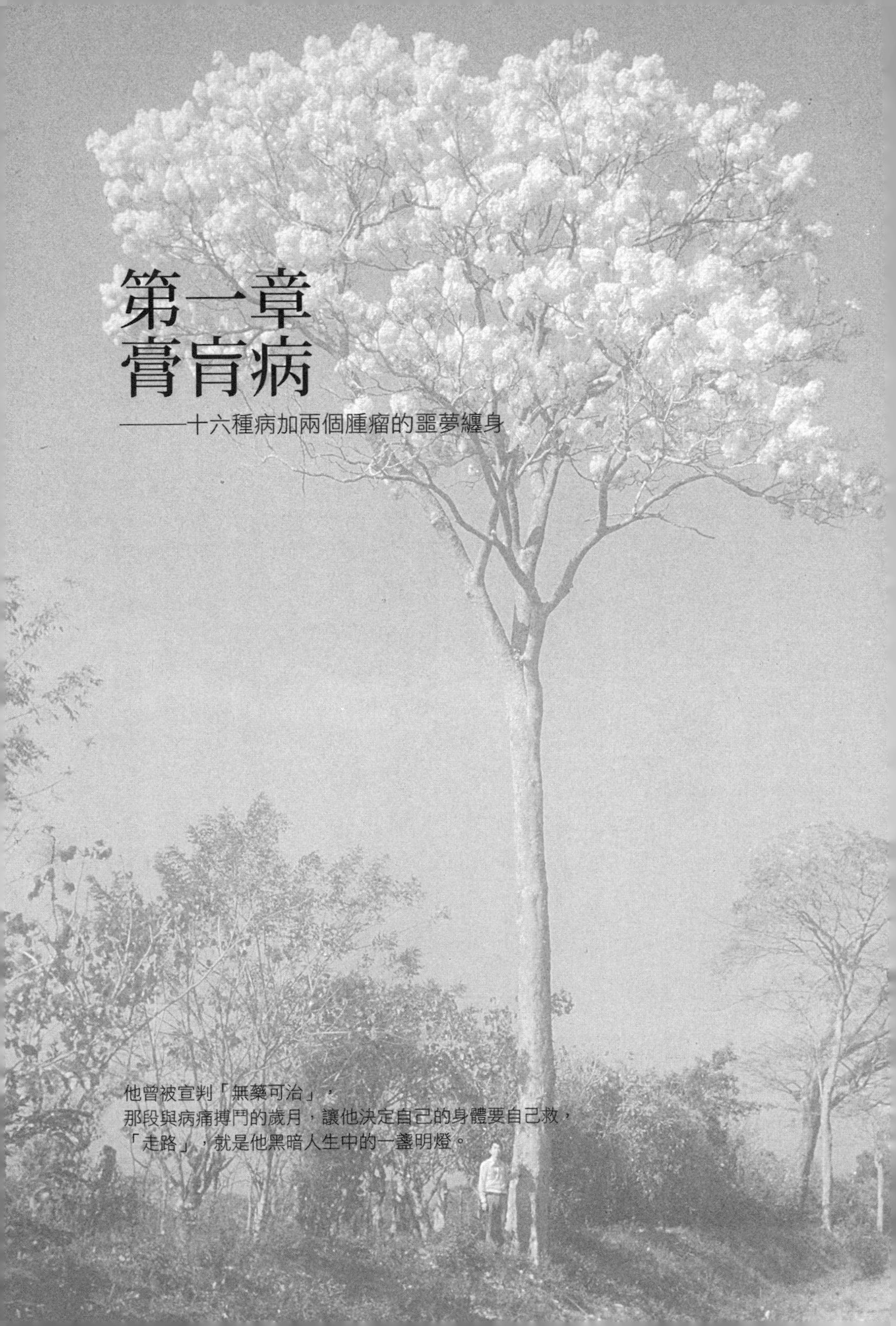

第一章
膏肓病

——十六種病加兩個腫瘤的噩夢纏身

他曾被宣判「無藥可治」，
那段與病痛搏鬥的歲月，讓他決定自己的身體要自己救，
「走路」，就是他黑暗人生中的一盞明燈。

吃樹葉的人

對埔里的鄰居而言，孫正春是個「走路」的人。然而，不管「吃樹葉」或「走路」，他的目的都只有一個，就是——抗癌。

山林是他生命的一部分

這一條路乍看之下沒什麼特色，若非瞭解林間深處一座試驗所的重要性，沒有人會多看一眼。橫在眼前的是一片靜謐的森林，陽光斑駁地灑滿一地，仲夏早晨的空氣沁涼清爽，年平均氣溫二十一度，可說四季如春。溫秀嬌循著路邊步道的「林業試驗所蓮華池分所」（以下簡稱「蓮華池分所」）指示牌進去，一棟日式木製建築物矗立眼前。

溫秀嬌是農委會畜產試驗所的會計主任，喜歡寫作的她，另一個身分是業餘作家，當年的「豐年社」就聘她為特約記者。這一趟來的目的，是想介紹座落於南投縣魚池鄉的蓮華池分所以及「藥用植物標本園區」。

不過，當天分所長不在，這項任務改由職務代理人孫正春負責。

孫正春是個熱情的人，全身散發著活力，他的個頭不高，皮膚黝黑，走起路來神采奕奕；對於占地四百多公頃的試驗林地相當熟悉，對溫秀嬌的提問侃侃而談。

他指著戶外蒼鬱挺拔的林木說，北方較冷植物或南方較熱植物都遷移到了位居中間地帶的蓮華池，這裡是台灣的森林寶庫。此外，這兒也是螢火蟲嬉戲的天堂，在初夏流螢舞動的季節，常舉辦生態導覽，還有多條溪流蜿蜒穿越，構成一個多樣性的生態體系，「所以生物學家很推崇蓮華池分所的價值。」

孫正春在學校念的是森林，他以研究蓮華池不同樹種截留特性，取得台大森林學系（現為森林環境暨資源學系）研究所碩士學位，這注定了他一生的職志。山林早已滲入他的血液，成為生命的一部分，多年來徜徉於此，看得出他很滿足。

他們接著轉到「藥用植物標本園區」參觀。在講解時，孫正春認為可食用的植物便隨手拈來品嘗，一般研究人員都有這個習慣，溫秀嬌並不覺得有特別之處。

吃森林飯的男人

到了中午，他們一起到員工餐廳吃飯。

孫正春動起筷子，有一下沒一下的，「我很少吃『熟食』，幾乎不吃。」

溫秀嬌不經意地問：「你不吃熟食，那……吃什麼？」

孫正春開玩笑地回答：「我吃『森林飯』。」

蓮華池都是天然闊葉林，放眼望去宛如一片綠波，研究人員用隱喻的方式描述自己吃「森林飯」，沒錯啊！沒想到他繼續說：「我可是知道其中的『滋味』喔！」這句話引起溫秀嬌極大的好奇。

「這是真的嗎？」

他很專業地回答：「我吃的大部分是樟科和殼斗科（橡樹類）的樹葉，中午肚子餓了，就採嫩葉當午餐，因為嫩的部分比較乾淨，容易咀嚼。」

「吃樹葉吃得飽嗎？」溫秀嬌很疑惑。

「我也吃優格，或者把優格淋在樹葉或綠色蔬菜上吃……」

剛開始吃不飽。過去，孫正春一天要吃六碗白飯和至少兩塊爌肉，要割捨最愛的食物並不容易；他只好想辦法轉移注意力，把每次摘採的新葉芽，用更慢、更細的方式咀嚼，替代失落的滿足感。後來就連會刺人的杉木心芽，他都吃得津津有味。

「為什麼這樣呢？」原來他罹患了腫瘤，改變飲食成為他抗癌的其中一種方式。學森林的他懂得樹木分類，知道哪些植物有毒、哪些可食，在生重病的「非常時期」就把樹葉當菜餚。所以孫正春在當時是辦公室唯一不參加伙食團的人，沒帶便當時，就採森林裡的綠色植物當午餐。

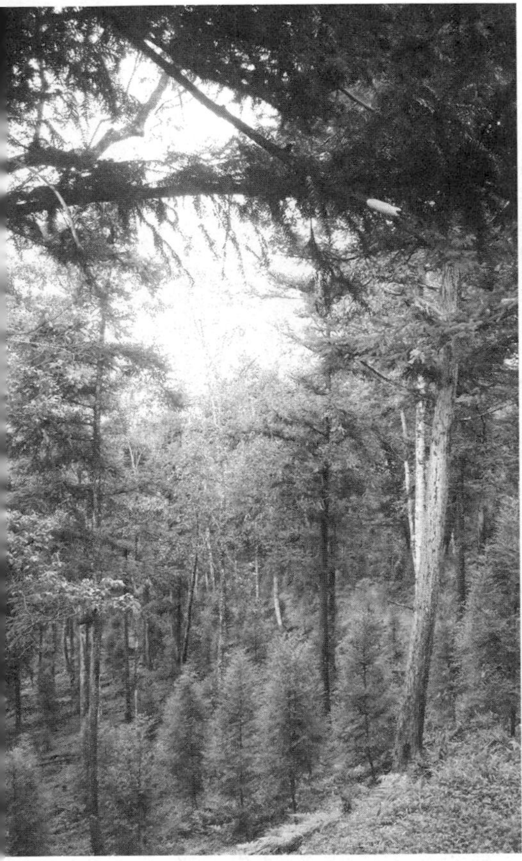

對學森林出身的孫正春來說，滿山遍野都是他的「菜」。

溫秀嬌對於這段意外插曲完全相信，沒有質疑。雖然當天會面的時間不長，印象卻很深。在她眼裡，孫正春就是「典型的」農業研究人員，即個性隨和、吃苦耐勞、說話誠懇、健步如飛、喜歡走在田間或山路……

溫秀嬌原本要寫蓮華池的報導，另外加寫了孫正春的個人專訪。民國八十六年九月，她的一篇〈森林是他的廚房〉刊登在《聯合報》「鄉情版」，引起熱烈的回響。

這一篇文章發表後，可用「轟動」形容。《講義》雜誌要求轉載，霧峰鄉農業試驗所的布告欄還張貼報導，甚至所長室外也放了數份影印稿，供人取閱……因為很多人好奇：這是真的嗎？

長頸鹿能，我應該也能！

孫正春吃樹葉的靈感來自於「Discovery」頻道。有一次，他看到長頸鹿吃樹葉的畫面，當時正與腫瘤搏鬥的他開始深思：「長頸鹿都吃最新鮮的嫩芽，不僅沒有營養不良，還能長得那麼高、那麼健康。長頸鹿能，我應該也能！」於是他調整飲食，改吃植物的芽葉。沒多久，困擾他多年的便祕宿疾竟然改善了。

身處一片亞熱帶闊葉林中的孫正春，隨手就可採幾片葉子放進嘴巴咀嚼。從埔里走到蓮華池，沿路只要看到可以吃的樹葉，他都摘來吃。試吃芽葉時，他先放在嘴裡，若感覺「麻麻」或「喉頭緊緊的」就趕快吐出來，「我懂得植物屬性，才能做這種嘗試。」

其實地上的草他也吃，像咸豐草、昭和草……日據時代飢荒時，這些菊科的草都是人們的主食。

此外，他還喝葉子的水。剛到林業試驗所時，常看到很多前輩出門不帶水，問起原因，他們居然說沒必要。「但在深山裡爬上爬下地工作，怎麼可能不會渴呢？」原來他們就直接摘深山裡有水分的葉子吃，後來他也如法泡製。

為健康而走

孫正春吃樹葉抗癌的方式，使溫秀嬌所到之處常被問起：「這是真的嗎？」她相信是真的，並說：「因為研究人員多半實事求是，更何況是對自己的身體。」只是孫正春不敢鼓勵一般人照做，畢竟他們不是專業人員，森林裡的樹木繁多，非一朝一夕弄得懂，況且每個人的體質不同。

不過，被問到「抗癌」部分，溫秀嬌曾向周邊的農業專家請教。有人認為孫正春的做法不是沒有科學依據；有人則提出「細胞飢餓法」的理論，也就是不提供癌細胞所需養分，讓它處於飢餓狀態，細胞自然慢慢萎縮或餓死……

但是，對埔里的鄰居而言，孫正春是個「走路」的人。

然而，不管「吃樹葉」或「走路」，目的只有一個，就是——抗癌。

沒錯，他生病了。

這故事要從民國八十年說起。

何不走路去上班？

這個聲音在耳畔響起，彷彿渴求的「出路」已經藉由身體傳達出訊息。他決定了，他要順應身體吶喊出的需求，付諸行動。

從天而降的兩個腫瘤

他依稀記得當天的情景。

時間：民國八十年十月二日早上

地點：埔里榮民醫院耳鼻喉科

孫正春端坐在診間。

「你哪裡不舒服？」主任醫生問。

「我感冒、鼻塞，喉嚨有點痛。」孫正春說。

自從當上公務員有公保後，他到醫院都找主任級的醫生看病。這位醫生的年紀看起來和當時四十三歲的孫正春差不多大。

他說，除了感冒之外，這幾個月來他後背疼痛，晚上翻來覆去，輾轉難眠。「我平躺但無法睡，總覺得眼球後面的內壓很大，好像要凸出來，眼皮無法闔上，只能用手掌蓋住……」午夜時分甚至引來一陣一陣的抽痛，那是一種具突發性爆裂的痛，痛得全身直冒冷汗。他的太太陳梅香從事美髮業，店裡有一堆擦頭髮的毛巾，便拿一疊放在床頭邊幫忙擦拭。「我冒出來的汗多到一疊毛巾全都用完了，毛巾擰出來的水裝得下一臉盆……」情況好的時候，好像該冒的汗都冒出來，可以睡了；情況不好時根本不能睡，不但說話沒聲音，而且呼吸困難，稍微一用力幾乎就要暈倒，心跳超過一百……

孫正春看病都習慣把以前的病症重複描述，希望醫生開的藥不要有誤，同時也提供完整資料協助醫生做出正確的判斷。

醫生靜靜聽完孫正春的描述後，直接用手觸摸他脖子靠右邊的下巴處，然後壓一個深層的部位，再拿內視鏡檢查。他過去看過很多醫生，從來沒有一位做這樣的動作。他感覺有一點莫名其妙，耳鼻喉科不是都叫病人打開嘴巴，看看喉嚨或鼻子嗎？

過了一會兒，醫生皺著眉頭說：「你這叫『頷下腫瘤』，還有，你耳朵後面有『淋巴腫瘤』，這個摸得出來……」接著用嚴肅的口吻說：「你下午馬上過來住院，需要立刻開刀。」

一個人身上，竟然有十八種病！

這個診間靠牆的地方坐著下一位等待的病人，拉起來的布簾裡有忙碌的護士，診間內的洗手台有人在洗手，外面有無數的病人等著看病拿藥；但世界似乎停止，只剩他一個人，唯一聽得見的是心跳聲，怦、怦、怦……他本來只是想看個感冒而已，沒想到事情大條了。

面對青天霹靂般的診斷結果，孫正春猶如打了敗仗，心情惡劣到極點。但他仍勉強地問：「很急嗎？」醫生說：「越快越好。」

孫正春將「頷下腫瘤」列為編號第十七號疾病，「淋巴腫瘤」則列為編號第十八號。兩個腫瘤同時發生在右頸部，他視為膏肓病的後遺症。

他是個長年生病的人，即便身上的十六種病（心律不整、胃炎、十二指腸潰瘍、氣喘、頸神經壓迫、糖尿病、四肢類澱粉沉積症、攝護腺腫、腎功能長期異常、內外痔、便祕……）三不五時會跑出來困擾他，不過都沒有立即的致命危險。一直以來，他內心深處最恐懼的是「癌」，所以當醫生公布最新病情時，他在心裡輕輕地說一聲——終於來了。

他拖著蹣跚的腳步離開醫院，心緒如麻，沿途不斷自問：「怎麼會這樣？」「接下來該怎麼辦？怎麼辦？怎麼辦……」「癌細胞究竟蔓延到什麼程度了？」

其實「腫瘤」不等於「癌症」，要經過化驗才知道是惡性或良性。然而孫正春心煩意亂，「想說，都要死了，還管它是良性還是惡性？」何況，前病累累，萬一動刀的同時，其中一個疾病發作，還生死未卜哩！

自孫正春有記憶以來，他就是藥罐子。過去身上十六種疾病累積的看病資歷讓他有一種體會：「醫生很容易說出一個『病名』，也能輕易地開藥，但對治病根本沒有幫助。」幾十年來，這些化學藥品和中草藥已經不在他身上產生任何預期的效果，「我還要去醫院接受治療嗎？」幾經思索，他決定「另謀生路」，想冒個險，和病魔「拚一拚」。

他沒去住院，不再找醫生，也沒跟任何人講，包括太太。「我很絕望，感覺無路可走，人生就完了。」萬念俱灰之下，他寫下了「遺囑」，交代後事，與家裡的地契放在一起。

何不走路去上班？

埔里有很多茭白筍專業區，他茫然地走在一處靠近溪邊的田埂，獨自徘徊；每走一步都如千斤重擔，不知不覺丟了鞋，光著腳走。水中映著秋末的天空，四周一片寂靜。走著走著，腦海浮現一個強烈的念頭：「我絕對不能死！」想到孩子還小，若死了，家裡沒有支柱，就崩解了。「那麼，接下來該怎麼辦？」

他赤腳在田間走了好幾天，越走越舒服。突然，有個聲音在耳畔響起：「何不走路去上班？」這聲音揮之不去，既深切又帶點神祕，不像幻聽，倒像朋友誠懇的建議。在起床的瞬間、開車的路上、吃飯的當下、工作的時候……他總是聽到這聲音敲打他的耳膜：何不走路去上班？

「奇怪，怎麼會冒出這種聲音來？」他忍不住重複默念：何不走路去上班？

何不走路去上班？……他將這個念頭放在心上，甚至認真思考了起來。以前他體弱多病，可是非常討厭走路呢！平日到埔里街上買東西，不管吃的用的，都開車去，而且都由太太下車買，他在車上等；他是那種能不走路就不走路的人。

但想到「另謀出路」，莫非這「出路」已經藉由身體傳達出訊息——就是「走路上班」？「那麼，我是否該順應身體吶喊出的需求，付諸行動？」

健走是最理想、最有效果的運動

也許一般人會忽略這種聲音，但對孫正春來說，微小的事物未必微不足道。由於他常閱讀醫學方面的報章雜誌，知道走路對身體有莫大的好處，例如有醫生指出：「腳是第二心臟，腳是生命的根」，所以健走是最理想、效果最大的運動。此外，他看過免疫學的資料，骨髓是製造免疫細胞最重要的關鍵（來源），而大腿的骨髓最多，如果大腿周邊都運用得非常好，可減緩老化，提升免疫力……

幾天後，他好像被說服了，那是一個「直覺式」的反應，他抓住這聲音就像溺水的人抓住救生的浮木，「反正已經無路可走了，就走路看看吧！」瞬間從絕望化成一股生機，態度轉為積極。一回家，他便跟太太說：「你明天載我去桃米坑的山腳下，我要走路去上班。」

「好。」孫太太順從地回話。

其實她心裡有疑慮，因為丈夫突然改變作息，一定是發生什麼事了，但他不講，她也不問。不問，是她瞭解丈夫的個性很硬，只要想做的事就非做不可，幾乎沒有商量餘地，包括對身體的態度。也因此，從事美髮業的太太儘管平日忙碌，仍答應配合。

無藥可治的「膏肓病」

摔跤的後遺症如影隨形，就像一把利刃，甚至箝制了他的生活。難道他的體弱多病，真的就像中醫所宣布的「沒藥醫」嗎？

五歲時的背傷，種下病因

三十七年次的孫正春出生於宜蘭礁溪。在十個兄弟姊妹中排行老七，加上叔叔去海南島當兵而託付給父母的兩個堂兄弟，實際上，家裡有十二個孩子，食指浩繁。

在那個物資貧乏的四〇年代，家家戶戶都窮。他家的屋頂用茅草搭蓋，房內則以竹編混泥隔間。小孩平常除了在客廳玩耍，就是到街上撿些鐵線和玻璃變賣，以貼補家用，或者到火車站的鐵軌撿煤塊，生火煮水。此外，附近有一個專門容納廢棄物的坑，他們也會從裡面挑些東西回家，例如椅子；雖然大部分已經破損毀壞，小朋友卻懂得怎麼坐。

大約五歲那年，有一天上午，小孫正春想拿掛在牆壁上的東西，至於是什麼他已經忘了，卻清楚記得那張椅子的模樣。

那張椅子只有三隻腳。原本支撐靠背的兩根柱子只剩一根，但那一根削了一半，尖尖的；它的斜對角正好缺一隻椅腳。

他小心翼翼地搬了那張椅子靠近牆壁，為了伸手勾住想拿的東西，他抬起腳尖，而踩下的一瞬間剛好踩到空一隻腳的地方，「砰」的一聲，整個人跌得人仰馬翻！那根尖尖的柱子不偏不倚地從他開展的肩胛骨戳入，把他撐在空中呈「懸空」狀。儘管時間很短，也許只有一秒鐘，但感覺卻十分強烈。他「嗯」了一聲倒地，突然啞口無言，說不出話，小小的心靈只想到：「慘了，我要變成啞巴了！」而其他兄弟姊妹依然在旁邊嬉戲，完全不覺得他跌倒有什麼奇怪的，喧鬧聲此起彼落……

孫爸爸從事「拖人力車」的工作。抬轎子有時可以多賺紅包，抬棺材有時可以得到一條毛巾和一頓飯，家裡的收入全靠父親的苦力一點一滴掙來。礁溪一帶有兩個人專做這一行，不過他爸爸的視力有問題，一眼失明，但腳力強勁，所以抬轎子都走在後面，走在前面的人會告知路況，例如：「前面有石頭喔！」「中間有個洞！」提示他小心走。由於爸爸在外面工作很辛苦，如果回家看到孩子調皮搗蛋一定會生氣，孫正春很擔心挨揍，所以從椅子上摔下來的事始終不敢跟大人說。

病沒治好，反而藥物中毒

摔跤後，他分分秒秒都感受到來自背部的不適，疼痛感與日俱增。往後的日子，摔跤的後遺症如影隨形，就像一把利刃，甚至箝制了他的生活。例如想多做點事，背就痛；想多講一點話，就失聲；或者常有突如其來的不舒服，使胸口呼吸困難……十三歲那年發作得最厲害，鄰居跟他爸爸說：「你這『猴小孩』又黃又乾又瘦，將來轉大人一定轉不過來，身體肯定有問題。」爸爸才帶他去看「赤腳仙」。

「赤腳仙」就是一般人稱的無牌醫生或密醫，吃「赤腳仙」給的藥當然沒效。媽媽轉而帶他求助中醫，中醫師為他把脈後說：「你這兒子得了『膏肓病』，沒藥醫喔！」

但中醫師還是拿了川七，叫他媽媽買瘦肉跟川七一起燉；可是孫正春得悶在棉被裡吃才行，說要這樣做才有可能治好「膏肓病」。

母子倆信以為真。

沒想到，他在棉被裡悶到受不了，幾乎昏過去。媽媽背他去診所，醫生說：「這是藥物中毒！」藥物中毒一定會傷到內臟的某個部位，他忘記是傷到肝或膽，總之從此以後他就不敢再吃川七了。

鴨蛋、蜂螫、放血……治得好嗎？

直到長大後，孫正春才知道，被判定為「膏肓病」的背，是第四肋間附近的骼肋肌。骼肋肌在大菱形肌和小菱形肌內、肩胛骨後，是一個不容易傷到的深層位置。那個地方受傷確實比較難復元，畢竟一般人很少碰到肩胛骨內。

不過，他的求診之路從未間斷。

鄰居們也很熱心地提供意見，有人說：「你的問題用鴨蛋煮一煮，轉一轉，熱敷就好。」他照做；有人建議他到中部接受「蜂螫」，他也去……反正聽到哪裡可以治病就往哪裡去。不過，他印象最深的是媽媽在他退伍後，帶他拜訪士林一位高齡逾八十歲的針灸名醫賈李鏡蘭。她的醫術遠近馳名，連美國的華僑都請她過去，報紙曾報導她在洛杉磯治病的新聞。賈李鏡蘭用火消毒後的三角針刺在他背痛的地方，再把血擠出來，俗稱「放血」，瞬間的感覺非常舒服。

孫正春對每一次的治療都抱很大的期待，希望一舉解決「膏肓病」。但事與願違。

工作、研究所、抗癌，三路並行

喪父、失子、染病……波折不斷的人生並未打倒他，反而讓他深深體會到，自己的身體要自己救，再苦，都要在心裡努力克服。

考上省立學校，借錢卡方便

在所有兄弟姊妹中，孫正春最會念書，功課最好。礁溪國小畢業後，他分別參加縣立礁溪中學和省立宜蘭農校的入學考。當時省立宜蘭農校名氣很大，在鄉下人的觀念中，省立學校也比較好，但他只考上礁溪中學。第一次月考，他得了全班第二名，就在這時家裡接到通知，大意是經過複查結果，確認孫正春錄取了宜蘭農校！當年村裡只有兩、三個人念宜蘭農校，他爸爸非常高興，說無論如何都要借錢讓兒子去念，於是喜孜孜地拉著他到鄰居家借學費，還喃喃自語：「考上宜蘭農校，借錢也比較方便……」

孫正春不負眾望，民國五十四年從五年制的宜蘭農校畢業，同年並順利考上普考。

那一屆的畢業生有三位考上普考，榜首是同校不同班的同學，當時的縣長還以「遊街」的方式慶祝榜首為宜蘭爭光呢！沒多久，考選部行文請「榜首」去上班，因為實在太厲害了；至於其他的人，就只能自求多福。

普考合格，卻只能拉垃圾車

在那個時代，考上普考意味著具備「公務員」資格，但不代表會有工作（不像現在等著分發），除非有關係、有背景。在三個人當中，孫正春的普考成績排名第二，感覺很榮耀；但因為他沒關係、沒背景，只能認命地投履歷。他寫的履歷大多投到公家單位，但都石沉大海，於是只好留在宜蘭，跟著賣鱔魚的二哥抓魚。

他跟在二哥後面，沿著田埂找啊找，鱔魚滑溜溜的，抓一隻就溜走一隻。二哥說：「唉！你看你，乾脆不要抓，幫我提籃子好了。」

當時，另有一批人不用「抓」，而是直接「電」魚。機車行有自製一種銅線發電的工具賣給電鱔魚的人，這是違法的，不過在鄉下很普遍。眼看其他人輕鬆電魚，為了謀生，孫正春的二哥也只好跟進。

就這樣，孫正春也有模有樣地拿起工具電魚，沒想到不諳原理的他卻電到了自己！「那股電流從腳底尖銳地穿出去，穿到我踩的田溝裡，我當場暈倒，差一點就沒命了……」還好弟弟妹妹在田間大叫「救命」，引來一位農夫相救，「我爸爸後來還買一些麵線去感謝這位農夫。」被救活的孫正春醒來後，跪在地上謝天謝地，看著身上留下的疤痕，他發誓從此不再電魚，而且也認清自己不適合吃這行飯。

接著，他去支援當臨時清道夫的爸爸。

某日，爸爸為了多賺一點錢而去抬轎，孫正春只好代班當臨時清道夫，工作地點就在礁溪街上。街上的水溝沒有蓋子，他用扒鋤從一米深的臭水溝中，直接把泥沙、垃圾等污物撈到車上，再用二輪車拉去垃圾場倒。

他唯一擔心的是遇到熟人。想到自己普考及格還做這種事有點丟臉，所以他沿路把斗笠壓得低低的；不巧，剛好有個同學就住在他清潔水溝的路邊，他還是不小心被撞見了。孫正春不只做一天而已，後來知道這件事的同學越來越多，嫉妒他成績好的同學便以此安慰自己：「考上普考有什麼了不起？還不是在拉垃圾車！」

父親去世了

後來，孫正春從宜蘭到了台北，在松江路的就業輔導中心找工作。

「扛瓦斯的可以做嗎？」他說沒辦法，因為身體虛弱，扛不動瓦斯桶。

「換藥包的好嗎？」在那個年代，看醫生很貴，所以幾乎每個家庭的客廳裡都掛了一大袋藥包，放有止痛藥、腸胃藥、珍珠丸等，生病時便可自行拿藥來服用。

孫正春接下了這份工作。他住的宿舍是一間小閣樓，遍布著斜柱子、橫柱子，他得彎著腰進去，否則就碰到頂了。

上班第一天，他便跟著資深人員到台北較偏僻的地區換藥包。然而到了第三天，他接到一封電報——爸爸因過勞去世了！他體會到這份工作也不適合自己，便順勢辭職，返回宜蘭奔喪。

辦完喪事後，他再回到台北的就業輔導中心求職。這一次找到了「國民大會」主辦的「真理雜誌社」。這家雜誌社的其中一項任務，就是轉型開辦「明新工專」。在這裡，孫正春認識一位國大代表，也就是後來的明新工專校長。不過當時他做的是打雜，沒多久又離職了。

學以致用的第一份工作

此後，他以自己普考及格的資歷，陸續投履歷到林務局相關單位求職，期望能從事這方面的專業。恰巧，高雄林業試驗所六龜分所的扇平工作站，有一個臨時約雇人員的缺，需要一名現場人員，便通知他去報到。這一次，他終於有機會學以致用了，心裡感覺踏實許多。

他記得很清楚，當時的月薪八百九十元，幾乎是前一份工作的兩倍。孫正春進行的是水文氣象觀測和河川水樣採集，負責觀測與保養。例如，山上空曠地區設有「雨量器」，是氣象台用來測量某一時間內降雨量的儀器。這個「雨量器」會自動記錄雨量，裡面有時鐘可以轉七天，所以他一個禮拜要去觀測一次，把它拆下來，像以前上發條的時鐘，否則一個禮拜之後就不準了。

扇平工作站位於荒郊野外，人煙罕至，外出的路都是狹小陡峭的山徑，途中常會突然冒出一些動物，例如山豬、蛇、羌、猴子等，而且是在沒有人的時候。

他記得有一次遇到某種動物，牠的鼻子好像聞到了什麼，突然穿出草叢，感覺會攻擊人，為了自保，他馬上靠近樹邊，正準備爬上樹，不知為何牠突然向後躲，由於山陡，峭坡上的石塊哐啷哐啷地滾下去，「咚」的一聲，石塊滾到溪水中，動物也跑走了，他這才鬆了一口氣，趕快跳下來。還有一次，他甚至遇到了猴群。後來為了安全起見，這份工作都是兩人一組進行。

另有一回，他到山腳下的分所洽公，由於工作站沒車，只能用走的。那一趟路長十二公里，想到這裡晚上都會哭，但總是有一種榮譽感支撐著他：「我是普考及格才來的。」這種苦只能在心裡努力克服，因為他沒有背景，不可能再轉換跑道。

只是，這份工作還做不到一年，孫正春就收到了兵單。

不是不做，是真的「坐」不住

孫正春退伍時，明新工專已經成立了，校長知道他具備普考及格的資格，於是安排他擔任總務。這是一份「坐」辦公桌的工作。沒多久，同事就發現了異樣，問他：「你怎麼坐沒坐相，坐得歪歪扭扭的？」他只好說：「我這樣坐比較舒服。」事實上，他是因為背痛而無法久坐。

不到三個月，他又辭職了。

孫正春在宜蘭農校的啟蒙老師路統信（畢業於台大森林系，在學界非常有名），得知愛徒工作不順，很心疼，便帶他到位於植物園的林業試驗所總所，推薦給在森林界認識的朋友。

「路老師帶人來了，大家過來看一下。」辦公室內有人說。

孫正春原以為自己還是當臨時雇員。不過，負責的長官漆陸忠很珍惜人才，得知扇平工作站的長官和同事對他的工作態度和能力都非常讚賞，便說：「我們這裡有的是技工的缺，你都當完兵了，還幹什麼臨時雇員？」

攀上人生高峰期

這份育林工作得常到山區出差。有一次，孫正春出差到蓮華池，結識了在辦公室負責打字的陳梅香。她是個善良、單純又乖巧的女孩，以前在外面做美髮，由於姊姊嫁人了，所以回蓮華池的老家與媽媽作伴，因離家近而找到分所的臨時工作。

長官漆陸忠認為「肥水不落外人田」，有意撮合兩人，刻意派孫正春送她回家，正巧兩人很投緣。民國六十二年，兩人訂了婚，隔年結婚；接著，長子羽佐出生了。

按規定，孫正春普考及格的資格可以擔任助理技術員。不過，這個職缺在六龜，於是兩人婚後便搬到六龜的宿舍。在六龜的扇平工作站，孫太太與孫正春一同進行集水區及苗木調查。

當時已有公務員在職進修的制度，屬於在職訓練的一種，身為公務員的孫正春便在長官的支持之下，到台大森林系進修一年，加強實力。隔年（民國六十七年），鑽研森林領域並醉心水土保持的他，考上了高考。

孫正春在工作上的優異表現，長官都看在眼裡。當他考上高考的這一年，便推薦他為中華民國駐薩爾瓦多農技團的一員。派駐國外的成員都是該領域的佼佼者，而且薪資是國內的兩倍之多，孫正春非常珍惜這個機會。

兩年四個月後，孫正春從薩爾瓦多返國，這時很多單位都搶著要他。但他決定落腳在日月潭畔、離太太娘家較近的蓮華池分所。

不過，就在孫正春的職場生涯攀上高峰時，家庭卻發生了一件憾事。

走過悲傷，重新出發

孫正春從薩爾瓦多返國的隔天，一家人赴新莊二哥家作客，二嫂特地準備了羽佐喜歡的雞腿給他吃。患有輕度唐氏症的羽佐拿著雞腿和一片西瓜，騎著四輪車單獨外出，久久沒有回來。大家瘋狂地找孩子，幾乎崩潰，一天後才發現他掉進了地下水溝……

孫太太哭斷肝腸，悲傷得不能自已。為了轉移喪子之痛，她努力找事做，想要把自己從負面的情緒裡抽離出來。她決定再度投入美髮業，還到補習班進修並參加比賽。技高一籌的她榮獲冠軍，這分肯定給足她勇氣，在埔里住家附近開美髮院。當時國中生每三個禮拜就要剪一次頭髮，孫太太的美容院一天要剪一百多個頭，椅子從一張增加到十張，月入超過十萬，比丈夫還多。

而孫正春也努力投入他熱愛的森林領域。由於他高考及格，根據規定可提升為委任一級，成為助理研究員；但在他所屬的研究單位裡有很多碩、博士，「宜蘭農校」的學歷算低的。當時關於念研究所的資格，教育部有一個同等學歷的條例，其中一條是高考及格等同大專畢業，於是長官鼓勵他繼續進修，孫正春便以此報考台大森林研究所。一個禮拜有一到兩天，他得請假去台北上課。

夫妻情深抗病魔

有一天，他在辦公室突然暈倒了！同事開車載他去醫院，這才曉得他不但有腎結石，而且身上竟然有十六種大大小小的病。

孫正春是個公私分明的人，若非那一次在辦公室暈倒，沒有人知道他的健康亮紅燈——除了他太太。

「從我們結婚他就一直吃藥，整個冰箱都是藥……」婚後她才發現自己嫁給一個藥罐子，也才熟悉丈夫身上的病，包括膏肓病。

每晚美容院打烊後，孫太太就幫丈夫做腳底按摩，還透過朋友的推薦，特地到日本向一位師父學推拿，希望改善丈夫的膏肓病，但效果有限。

其實，孫正春當上公務員之後就轉看西醫了。他常去三總、台大、榮總就診，那時設有很多聯合門診。

只是幾年過去了，這些病都沒醫好，他深深體會到自己的身體要自己救，而在被檢查出罹患兩種腫瘤後，他更決定——以「走路」的方式對抗病魔。

從家裡走到辦公室的「抗癌之路」，全長十二點五公里。有五年的時間，孫正春同時工作、念研究所、抗癌，三路並行。

第二章
走路讓我重生

——蓮華池分所的奇蹟

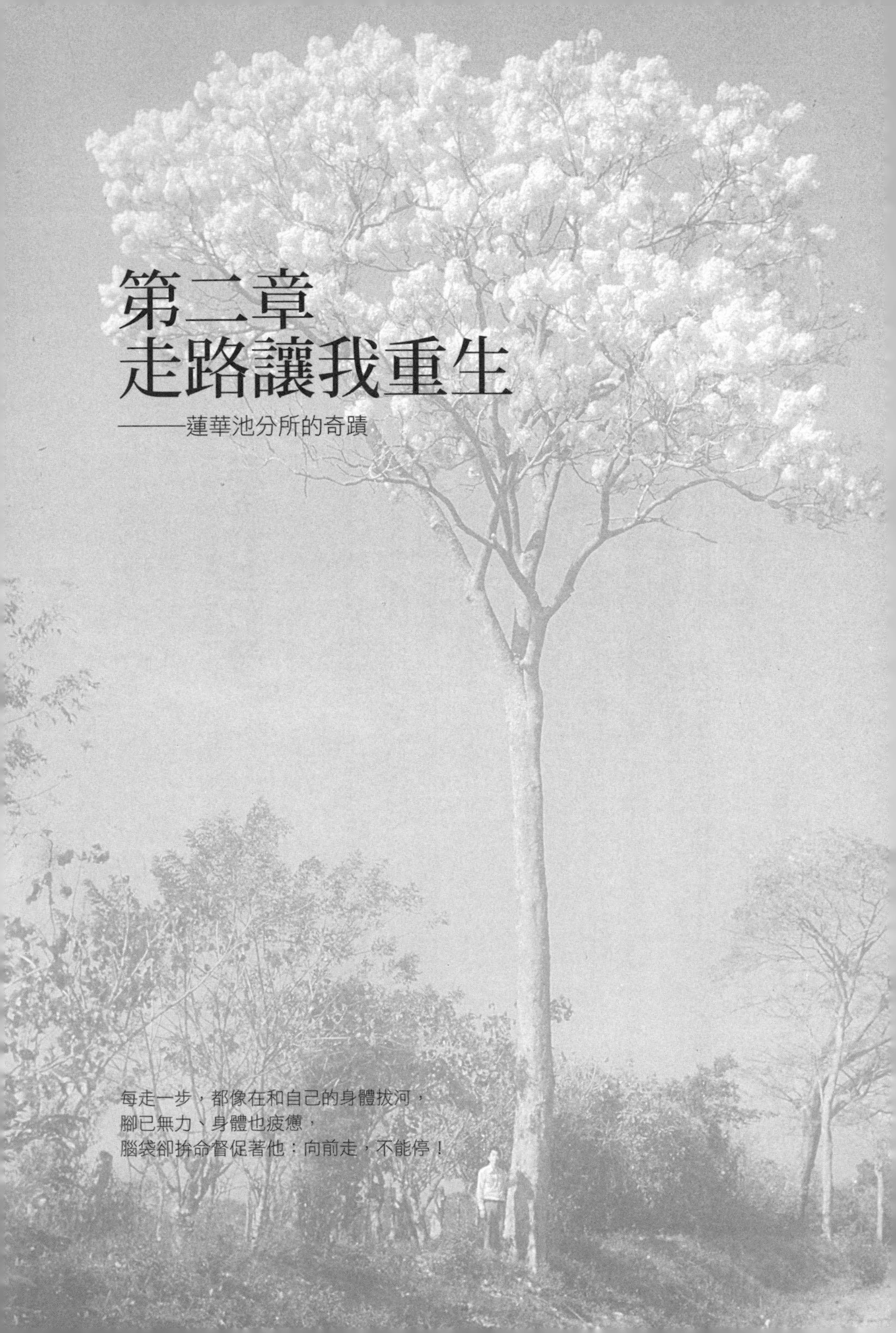

每走一步，都像在和自己的身體拔河，
腳已無力、身體也疲憊，
腦袋卻拚命督促著他：向前走，不能停！

那條十二點五公里的路

他也沒想到走路對抗病有沒有用，但他想接受生命的挑戰，只要一天進步一點點，對原本完全不愛走路的他，就是很大的突破！

邁開腳步的第一天

天還沒亮，孫正春夫婦就整裝出門。

孫太太已經很久沒開車了，自從拿到駕照後有十年了吧！她膽戰心驚，非常害怕，擔心無法將車子平穩地開在車道內。從住家往外的通道就是大馬路，清晨的街道冷冷清清，行人罕見，車輛也少。她**看著坐在旁邊的丈夫堅定的神情，鼓**

足勇氣，抓穩方向盤，一心想著如何安全地抵達目的地。

桃米坑有一條往蓮華池的路，那是孫正春上班必經之地。山林一片寂靜，孫正春背著背包，打著赤腳，緩緩而行。孫太太跟在旁邊亦步亦趨。

這是孫正春邁開腳步抗腫瘤的第一天，但他的心情一點並不特別，除了想走，沒有第二個感覺。

桃米坑之後是爬坡，所以一開始就是艱難的挑戰。孫正春身體虛弱，雙腳無力，事實上他根本爬不動。走幾公尺就氣喘如牛，額上覆滿斗大的汗珠，他拿出毛巾拭汗，但還是一步一步埋頭走，像極了苦行僧。太陽出來了，天氣變熱，加上沿路不斷升高的爬坡路段，他兩腿發痠，雙手放在膝上，身體微彎地喘著氣。

孫太太則輕鬆自若，邊走邊撿垃圾。她覺得這樣也好，平日美容業做到很晚，沒時間運動，就乘機運動吧！

這條林間山路兩旁盡是高大樹林，隨處都有綠蔭，走累了他就蹲下來休息。他休息，孫太太也跟著休息；他起身，孫太太也跟著起身，默默陪走。對於平日不常運動的孫正春來說，這種步行難度極高。他沿路走走停停，但尚未爬完陡坡，孫太太提醒丈夫：「今天先這樣好了，明天再多走一點，不要給自己太大壓力……」他們原本的計畫就是走到哪算到哪，孫正春也覺得第一天這樣走差不多了；他繼續緩步往前，孫太太則沿下坡路段快步折返回停車處，開車載丈夫去上班，再回美容院工作。

從不走路，到一天走六小時

第二天也是如此。走著走著，他忍不住問太太：

「我們走多久了？」

「才幾十分鐘而已。」

「怎麼好像走很久了？」

「你不要想太多，盡量就是了。」

「還要多久？」

「很久。」

回望來時路，每走一步都像在和自己的身體拔河，但是為了健康，只能向前走，不能停。

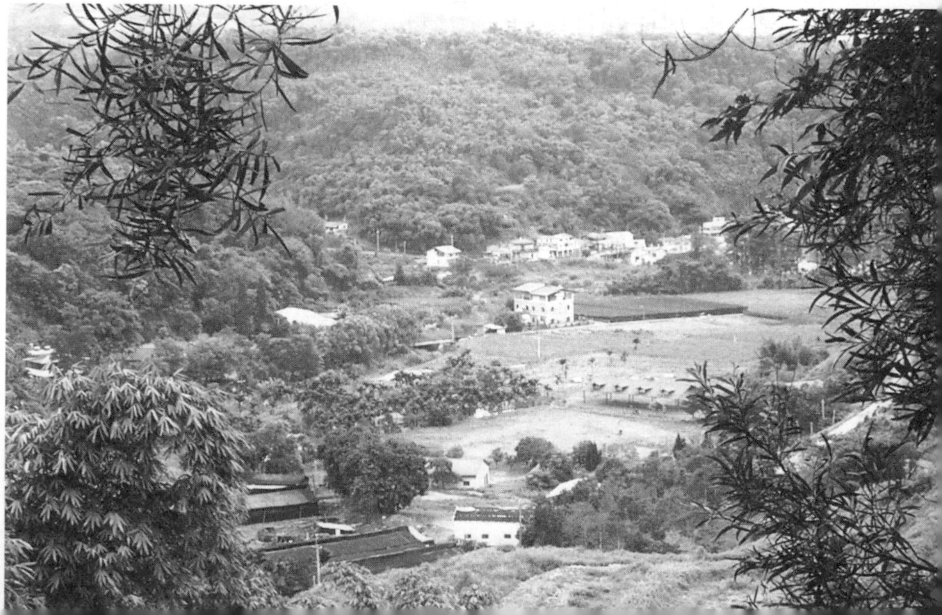

「唉，沒想到走路這麼累人……」

連續幾天都一樣。

有時孫正春還想再走，但力不從心，只好上車。

這條路比想像中遠，他心裡嘀咕著：「怎麼還沒到……」好像永遠走不完似的。

儘管如此，他並不想放棄，也沒想到走路對抗病有沒有用；但他想接受生命的挑戰。一個平常不走路的人突然一天要走六小時，這種改變激起他熊熊的鬥志。

不過，幾天內有了小小的進展。原本走兩百公尺就休息的他，逐漸進步到五百公尺、八百公尺、一公里……**一天進步一點點**，距離有逐漸拉大的趨勢；甚至一個禮拜內可以一口氣爬過一公里半的陡坡。那是很大的突破點，給了孫正春不少信心，接著是一段好走的緩坡路段……

狀況百出的赤足大挑戰

初期的狀況很多。

有一天，他路經一片莿竹林，掉落一地的刺堅硬且尖銳，他小心翼翼地走，「哎……」還是被刺到了。他立刻停下腳步，倚著一棵樹，翻開腳底，壓緊周遭的肌肉，把突起的刺拔除。

還有一回腳底微微刺痛，他仔細瞧，原來是玻璃碎片，好在肉眼看得到，他也是當場挑出，好在只流了一點血，而且是小傷口，不算什麼。可是有一次，一股刺痛感從上班持續到下班，回到家後他用放大鏡找，太太也來幫忙，「你看你看，這是什麼？」「嘖嘖嘖……」孫太太簡直不敢相信，那是一根彎彎曲曲很細很小的鋼絲，她用針挑出來，在傷口塗上一層藥膏。這些都還好，最糟的是看不見也摸不著的透明東西；有一次甚至嚴重到讓孫正春無法走路，只好去醫院打破傷風。

這是赤腳走路的危機。有人勸他穿上鞋子，他就是不要。

基本上他不喜歡穿鞋，穿鞋有壓迫感。他曾連續穿三天鞋子，腳立刻腫起來。**他從小就喜歡打赤腳，讓腳底直接和地面接觸，接受刺激，這種感覺很棒。**他上班時，在沒必要穿鞋子的地方也都打赤腳。

其實剛開始赤腳走路時，有些段路還沒鋪上柏油，盡是石礫，夫妻倆赤腳走路經常破皮，孫正春還會起一點水泡，「**那個水泡對我是一個提醒，表示我的腳的適應能力比較弱，還不能走太多的路。**」但起水泡的時間非常短，後來他的腳底就習慣長距離的走動，腳皮也越走越厚。陪走的孫太太也沒想穿鞋子，因為她發現「腳踏實地」的感覺很好，怕穿了以後就脫不下來了。

孫太太在小姐時代，曾罹患腎臟病，身體水腫得很厲害，腫得被人誤以為懷孕了；後來人家教她吃山苧麻和每天走兩小時的路，因此而復元了。走路在她身上曾顯示良好的功效，這也是她挺丈夫走路的原因之一。

大概兩個禮拜左右，孫正春練出了不錯的腳力，便告訴太太說：「你不用陪，我應該可以自己走了。」

「升降路段」舉步維艱

孫正春的家位於埔里西郊的愛蘭台地。那是一處高出埔里盆地約二十至三十公尺的古老地方，寬兩百多公尺、長一千多公尺，遠看像一艘船，地形突出，站在台地邊緣，可鳥瞰較低盆地的景觀。這裡有兩個里，一個叫愛蘭里，一個叫鐵山里，他住在偏西的鐵山里。

從住家走到辦公室，全長十二點五公里。

孫正春每天早上五點從自家門口出發，前方有一條田邊小徑直通桃米坑紙教堂，這是一段平坦的路，長約五公里，海拔約四百公尺。從桃米坑開始則是爬坡路段，到辦公室為止，長七點五公里。沿途有茂密的天然竹林，潛藏許多珍木，還有以自然之姿呈現的山澗、流水、植群（有大樹、小樹、攀藤、蕨類）等生態，跟整齊的人工林有天壤之別，景色非常漂亮；再逐漸爬到海拔約八百二十公尺左右，旋即下滑到海拔六百六十公尺處，這是最難走的一段「升降路段」，舉步維艱。

爬坡特別累，不管呼吸、肌肉、血液循環都很耗力，甚至「心跳也會來不及」。他說：「**每走一步都像在和自己的身體拔河，腳已無力、身體也疲憊，腦袋卻拚命督促我：向前走、不能停！**」沿路他汗流浹背，汗水一直滴下來，整件衣服都溼了，他帶毛巾沿路擦。

這條路平日除了落葉，鮮少污泥，不過到了竹筍產季，竹農開始搬運大型機具，路上到處是泥巴，打赤腳走路的他即便小心經過，還是黏答答的。快到辦公室前三十公尺處有一座「漆公橋」，其實已經是辦公的範圍了，孫正春就在橋頭的溪邊洗腳，順便把被汗浸溼的衣服換下，同時從背包裡拿出鞋子，這才正式上班。

從早上五點不到便出門，到八點之前進辦公室，這一條上班之路他走了近三小時，比以前開車花的時間還短哩！

關鍵一百天，腫瘤消失了

對於別人的關心、批評或質疑，我只管繼續走自己的路。我是一個隨時隨地都在「拚命」的人，自己都快沒命了，怎麼會在意別人怎麼想呢？

排山倒海的冷嘲熱諷，低調回應

每天赤腳走路，無可避免要面對路人異樣的眼光。

往返山路的，有的就住在沿路上、有的農地在附近、有的是開車上班的同事，認識的、不認識的都有。他們都覺得奇怪：「為什麼要赤腳走路？」有人直接走到孫正春跟前問：「這樣走有什麼好處嗎？」還有一位熟識的朋友問：「你家不是有兩輛車？」意思是，即使車子給太太開，還有另一輛車啊！更多人則是對他品頭論足。

「呵，早，早！」**他的回應就是打迷糊仗，刻意不談。**

同事想要載他，「搭車比較快啦，這樣走要走到什麼時候？」他婉拒了，「謝謝啦，不用不用，還有時間可以走。」後來這個同事經過時就「叭」他一下，告訴他：「若需要我載，就招個手。」但從來沒得到機會。

另有一名同事見狀硬要幫忙，「來來來，上來啦！不要客氣。」孫正春說了幾十遍不用，兩人僵持不下還差一點吵起來。同事說：「我這麼關心你，你怎麼這麼強硬地拒絕我呢？我們又不是不認識的人！」

甚至有人在背後指指點點地議論：「你看孫仔現在變成什麼樣子了，又乾又瘦又不講話……」有人則訕笑他自討苦吃。

有一天，孫正春走進一家雜貨店買東西，店員的表情由原來的微笑轉為疑惑，因為這位客人光著腳，鞋子綁在脖子上，店員以為遇到了「怪叔叔」，根本不敢跟他說話，連正眼都不敢瞧一眼。孫正春前腳離開，店員馬上問鄰居：「你知道那個人是從哪裡冒出來的嗎？」後來有人問到孫家附近的人，鄰居答：「認識啊！他是孫仔啊！我們這邊的人。」

有人好奇孫正春為什麼把鞋子掛在脖子上或綁在腰間，猜測：「他不是怪咖吧？」另一個瞭解他工作狀況的朋友則說：「一定是去台大念書，念到秀逗了啦！」

何必在意別人怎麼想

對於別人的關心、批評或質疑，他從不解釋，不回應、不理會也不在乎；只說「謝謝」，然後繼續走自己的路。到後來他就不看旁人的眼光了，不然招呼永遠打不完，而他也不想被干擾。**「我是一個隨時隨地都在『拚命』的人，自己都快沒命了，怎麼會在意別人怎麼想呢？」**他只盼專注、用心、努力而自在地走路。

他說：「像我這樣經常生病甚至罹患腫瘤的人，是不能開口跟別人講病情的，因為一講，許多熱心的好友會提供很多醫生或偏方給我，我吃也不是，不吃也不是……」自民國八十年十月二日發現兩種腫瘤之後，他就下定決心不吃藥了。過去由於身上十六種病在冰箱累積各式各樣的藥，後來索性拿鋤頭把它們埋掉，決定用自己的方式治病。

他努力不懈地走了一個半月左右，有一次在路途中，他停下腳步量心跳。

由於他有心律不整的毛病，心跳次數通常在一〇二至一〇六之間，導致呼吸總是短而急。過去他常吃心臟方面的藥（毛地黃素吃得最多），吃完會降到九十六，最好的狀態是九十二，這種情況已經維持了二十幾年；沒想到那一次量出來，竟然是七十的標準數字！

他嚇一大跳，彷彿心臟有個障礙點，經過長時間的運動，「砰」的一聲，那個結打通了；甚至用力吸進的每一口氣，好像都發生作用，胸腔像打開了大門……他想確認，再量一次心跳，還是七十多下！「我的心跳居然和正常人一樣！」他樂得對森林大叫！他認為是良性運作的開始——中程很明顯地變化，令人雀躍的變化。

漸漸地，孫正春的腳程變快了，這時的感覺很微妙，「有時我累了想休息一下，但我的腳卻不聽使喚，一直往前移動，欲罷不能；以前是身體拖著腳爬，後來是兩條腿帶著身體往前走，我只好跟著腳走。」長時間的走路，他竟然沒有一點兒累、一點兒疲，「有時我覺得剛剛才從山腳下走來，怎麼一下子就到了？」

這段時間，他不曾懷疑「走路」的概念到底正不正確，不過「走路治病」實在罕見。**「如果你問我走路有什麼用？起初是一種絕望的抗議，後來，我的身體越走越健康，腳力增強，身體變輕，不只瘦下來而已……」**而路上的行人對他也習以為常了。

奇蹟發生？兩個腫瘤消失了！

隔年二月，大約走一百天後，他因感冒、鼻塞，再度去醫院找耳鼻喉科主任。孫正春原本認為自己不用再回醫院，但感冒症狀一直沒好；另一方面，也想乘機瞭解當前的身體狀況。這一次，太太陪同，她才知道原來丈夫得了兩個腫瘤，也解答了他赤腳走路的原因。

坐上久違的診間椅子，他的心情惴惴不安，「我有點擔心，萬一醫生發現我的腫瘤『蔓延』，需要住院該怎麼辦？」

「你哪裡不舒服？」醫生問。

孫正春以沙啞的聲音說：「我可能感冒了……」醫生一邊聽，一邊翻閱病例，當他看到過去的資料時，眉頭緊蹙，表情不悅，提高聲調問：「你怎麼沒來開刀？」他婉轉地解釋：「當時想到自己身上還有十六種病，萬一其中一種病在手術中發作該怎麼辦？我很猶豫啊！所以沒來。」還來不及等醫生回應，孫正春又搶著說：「但是我現在吃得很清淡，運動量也很大……」醫生沒聽他講完就數落：「你看你營養不良，又黑又瘦，這樣下去怎麼行呢？」

他黑，是因為走路沒戴帽子（後來戴了斗笠），由於體質的關係，身體處在較熱狀態比較舒服，他希望多接觸陽光讓身體發熱，這麼一來皮膚當然變黑囉！至於「瘦」，的確是，從上一次看診時的體重六十二．五公斤，到剛剛秤時的五十三公斤，減輕了九．五公斤。

醫生觸摸他的右頸部，表情有點疑惑；接著用內視鏡繼續檢查，檢查了很久，找不到頷下腫瘤，右耳後的三顆淋巴腫瘤也不見了。

醫生嚴肅地問：「孫正春是你嗎？」口氣充滿質疑。

「對啊，就是上一次你叫我下午三點來報到的病人孫正春，同一個人。」也就在這一瞬間，一百天來他心裡承受的壓力突然不見了，壓在胸口的一塊沉重大石頭著實落了地。「因為我原本設想最恐怖的答案會是：『你現在已經蔓延到其他部位，所以你才這麼瘦……』」醫生非但沒這麼講，反而問起自己的名字，「我這人非常敏感，醫生雖然沒有放出任何訊息，但過去長年生病，我的身體在生病狀態下頭會很重；可是**這一百天以來每天走路流汗，足夠的運動讓我整個人變得輕鬆……**」他自行解讀——目前病情穩定，癌細胞沒有蔓延，應該被控制住了。

接著醫生用和緩的語氣說：「這樣吧，你兩個月以後再來複診。」

那一刻，他有了「重生」的感覺，好像以前那個病得很嚴重的人不是自己。

這是關鍵性的改變，他幾乎確定自己度過了危險期。

求生之路，繼續走下去

兩個月後他準時就診，沒事。

「這樣吧，你兩個月以後再來看看。」醫生重複這句話。

再隔兩個月，他又去複診，也ＯＫ。

六個月內他去了三次醫院，都沒事。醫生說：「你以後不用再來了。」甚至開始懷疑之前的腫瘤檢查是否有誤。

孫正春帶著愉悅的心情離開醫院，跟一年前被診斷有兩個腫瘤的孫正春，判若兩人。

他珍惜這得來不易的成果，繼續走，不敢鬆懈。

這時孫正春走在十二點五公里的路上，別人不再問：「你為什麼要走路上班？」而是：「你不是好了嗎？還在走喔？」「你真有毅力，佩服佩服！」

其實醫生並沒有確切地說：「你的腫瘤沒了，沒問題囉！」他從醫生的態度研判自己脫離了險境，已經度過危險期，心理壓力在當下的確解除了，「但我也沒有勇氣追問：『我現在怎樣了？將來會怎樣？……』我沒有問不想問不敢問不要問……」

換句話說，是醫生模稜兩可的答案驅使他繼續往前走。**而這一段時間，他已經從走路的過程中嘗到好處，願意為這美好的感覺持續走下去。**這是「關鍵時刻」，他深怕不這麼走，腫瘤又復發，「我感覺自己是迷糊的幸運了。」

這條十二點五公里的路，初期去程約三點五至四小時，回程約二點五至三小時；經過約三個月的磨練，來回可省一個小時，上下班總共要走六小時。

他每天走在這條路上，迎接晨曦，目送黃昏，「我叫它『求生路』！」

孕育生命動力的蓮華池

坐擁一片最天然的「辦公室」，他邁開腳步去上班的心情，感覺不是抗癌，而是去做一件很棒的事，無論晴雨，都是健康的禮讚。

「森林城堡」蓮華池

這條求生路安頓了孫正春的身心，**他邁開腳步去上班的心情，感覺不是抗癌，而是去做一件很棒的事。**早晨天氣晴朗，太陽照耀這條林間山路，那是烏雲背後的第一道陽光，光芒四射。他謙卑地前進，腳步輕盈。

這一條山路非常幽靜。有時一個人也沒有，有時一輛車都沒經過，那麼這條路就是他的世界。他非常瞭解蓮華池的一景一物，沿途各種鳥類嘎嘎叫，各樣珍禽異獸相伴出遊，好不熱鬧。他甚至隨身攜帶放大鏡，以微觀大自然。在森林環境中工作，看得出他對這片自然山林的深情。

每個時節各有不同特色。

春末夏初，油桐花隨風招迎，像五月雪。「有一次我帶朋友來蓮華池參觀，我指著遠處的一棵油桐說：『那是母的。』朋友很訝異地問：『油桐還分公的母的？我看了老半天，怎麼都看不出什麼名堂？』」孫正春說：「我對森林的感覺跟你們不一樣。」最基本的分辨是蕊，母花有雌蕊，授粉後，花瓣完成任務，逐漸凋萎，一瓣一瓣地掉；從遠處看，整棵油桐比較黃（不那麼純白），幾乎可斷定是母樹。公花新鮮，先散放花粉，然後整朵掉落，讓人有驚豔之感，所以「落英繽紛」是形容公花。

為了應證所言不假，他直接走到油桐樹下，朋友看了才恍然大悟。

夏天的路面雖然燙，但樹蔭下涼風習習，可遮陽消暑。倒是入秋之後，整座森林火熱華麗，色彩斑斕，有紅的、橘的、褐的、黃的……在這秋高氣爽的時節走路最舒服。

冬天則具北國風情，樹葉光禿禿的，甚至一區整排的樹都沒有葉子。

如果想探索森林的奧妙，那麼走在路上會很忙碌；如果想領略四季的變化，也可以很逍遙；至於**心態要忙碌或者逍遙，全看自己的心情如何調整**。

他最喜歡的環境還是「辦公室」，純天然的，研究區外隔著一條溪和一座山脈，坐在裡面聽得到美妙的水流聲。「有誰像我這樣幸運，可以在這種天然環境上班？」

它的實體辦公室是一棟兩層半的樓房，建築物面積約一百多坪，由於氣候、環境宜人，是試驗研究的最佳場所。

他後來給予蓮華池一些新概念，這是長期工作的新體驗。「我認為蓮華池是一座突出來的山，裡面都是非常珍貴的森林種類，山腳下的周邊環繞六個聚落（社區），這城堡的主人是森林，所以蓮華池是一座森林城堡。」

蓮華池的珍貴植物：模樣可愛的金杯橡樹果實（左）和特稀有的菱形奴草（右）。

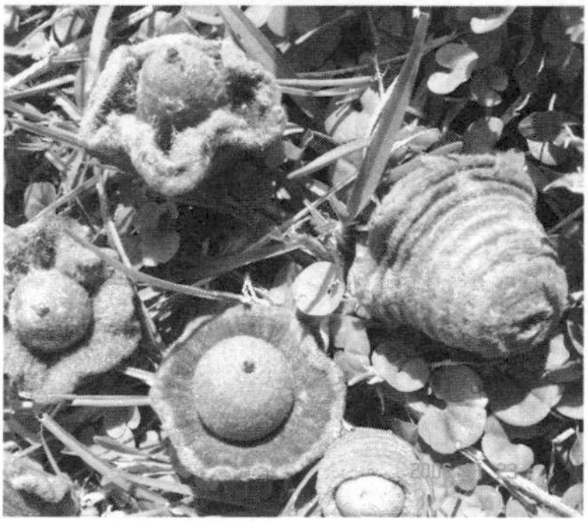

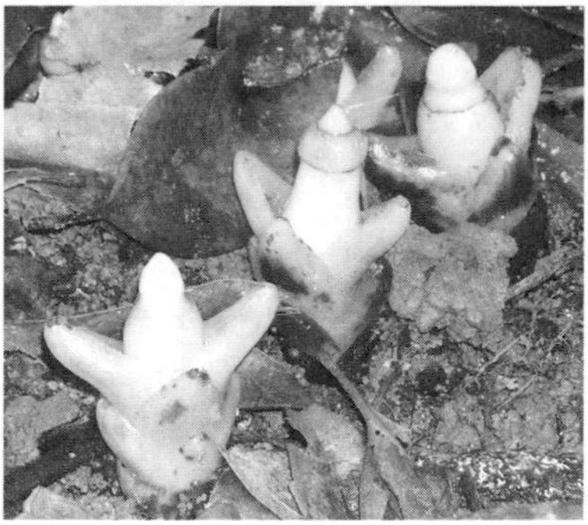

愛上這片綠之森

有一天接近中午時，他獨自走出研究室，進入「森林城堡」，想採些葉子當「午餐」。

戶外有一道緩坡路面，他不經意地感受到了下坡路段有個東西微微地移動，瞄了一眼，是一片葉子，它在林間道上靜靜地躺著，頗有詩意。那片葉子貼在地面，以平穩的速度往上坡路段前進，他再看一眼，心想：四周靜悄悄的，為什麼只有這一片葉子在動？更靠近看，葉子無畏人的眼光，繼續緩慢地走，「奇怪，是風在吹嗎？」孫正春一度懷疑是樹葉下的昆蟲扛著它爬行，便趴在地上觀察，但沒有啊！他下定決心把葉子拿起來端詳，再放回地上，葉子終於不動了。

他以自己理解的微氣候學和所受的基本訓練，做出綜合性的研判：地表有一股上升得非常輕微的氣流，跟從下坡吹上來的微風，正好載著這片葉子移動，「不過我一生沒有看過第二次。」因為**森林裡有很多奇妙的現象無法複製**。

還有一個雨後黃昏，結束戶外的調查工作後，他騎機車返回辦公室，經過一條嶺上的路（海拔約八百公尺），對面山脈的景象令他震懾——那是一片朦朧重疊的山巒，層次分明，每一層山的山腳都由一片薄薄的雲罩住，「我從來沒有看過這麼美的景！」他飛也似的加足馬力回辦公室拿相機，但回來後這些景色全不見了。雖然沒拍下來，不過美麗的景象至今仍深深烙印在他心裡；直到二十幾年後的今天，仍記憶鮮明。

這是很愛森林和大自然的人才會有的觀察和描述。

不過剛進林業試驗所時，他只認為是一份餬口的工作，稱不上熱愛——直到一九七三年的春天。

被小樹苗的力量感動

當時孫正春還是菜鳥，資深的同事和他從台北帶了一些珍貴的杉木類樹苗，來到蓮華池約兩公頃的預定試驗區種植。那苗非常小，只有十幾公分高，每株都培育在穴植管裡；因為它能導引小苗的根鬚往下垂直發展，以方便將來造林。

由於工作地點在戶外，有時颳風下雨，有時豔陽高照，都得爬上爬下，孫正春老大不願意，但離開時卻有分牽掛，「這些樹苗要到什麼時候才能長高呢？」

六年後，他回到蓮華池出差，好奇當年種的樹苗長得如何？同事帶他來到

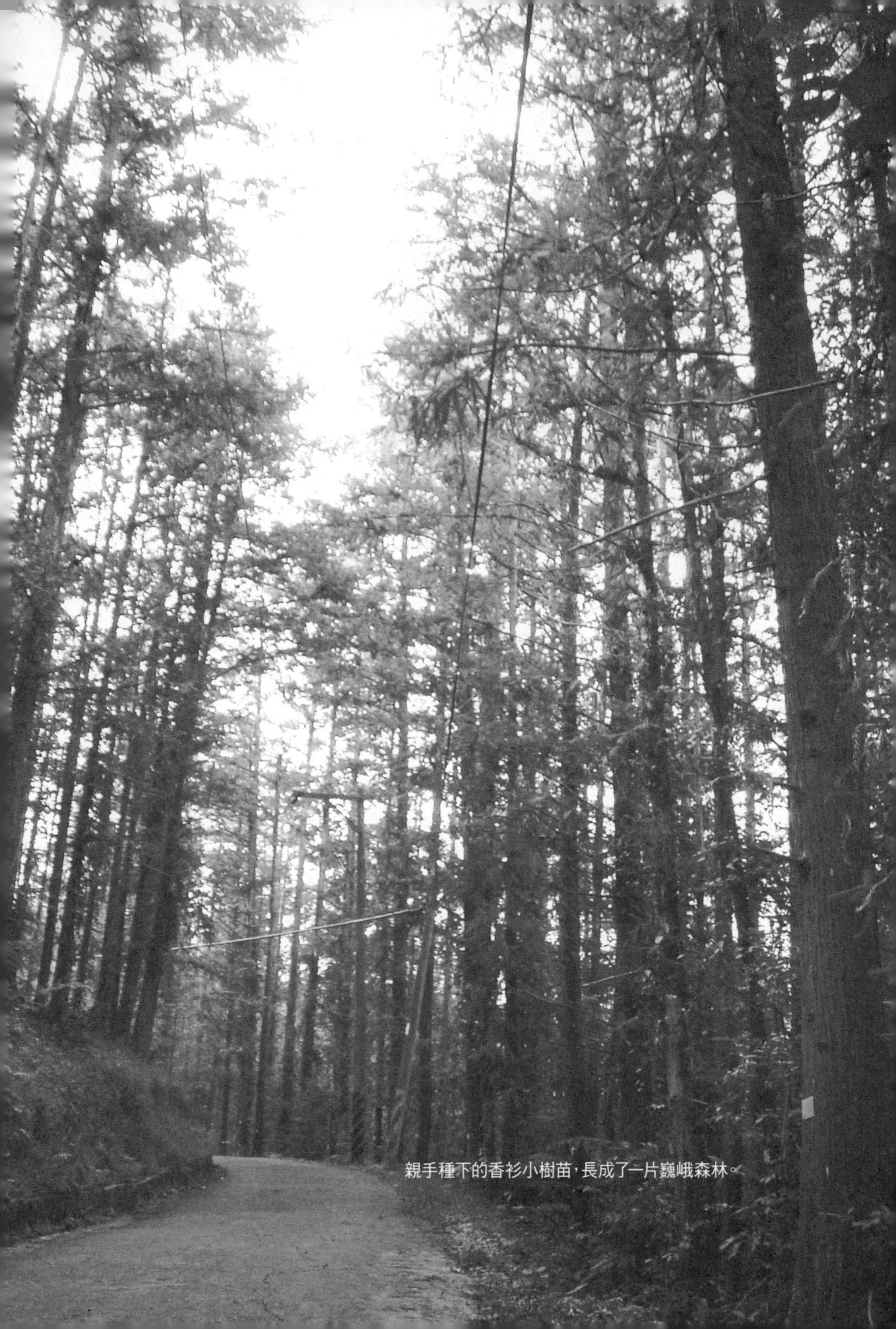

親手種下的香衫小樹苗，長成了一片巍峨森林。

一片林區，告訴他：「這裡就是了。」孫正春回應：「哪有？找不到啊，當時種的是一棵一棵的……」他一邊說，還一邊蹲下來比出小苗的高度。後來同事帶他勘查地勢和地形，他才終於認出來，頓時嚇了一大跳，「當初這麼小的樹苗，怎麼這麼快就長成茂密的森林？」**他感動造林的力量，成就感油然而生。從那一刻起，他開始喜歡森林。**

負離子讓雨天走路更舒服

從薩爾瓦多返國後，孫正春申請到蓮華池工作，其中一個有趣的項目是協助做森林演替調查。在森林中定期調查地上植物，一段時間後，有的樹枯了，蕨類跑出來了，本來沒有的小苗因風吹、鳥的糞便或不經意叼來種子而發芽了……每五年記錄一次。二十年後，前後對比，由此小生態可以看出整座森林的演變歷程，證明森林是動態的，不是靜止不變的。

此外，埔里是香菇產區，孫正春和同事們在試驗區把菌種接在木頭上繁殖，研究哪一種木材長哪一種菇比較好，他們成功研發了「香菇栽培速生法」，並將結果提供給農民和需要的人參考引用。

還有，蓮華池也是水文生態非常重要的研究據點。一般人會避免下雨天出門；但他們剛好相反，因為得觀察水的濁度和水路變化，這些情況只有下雨天才看得到。有些路在雨後就中斷，其實還沒斷之前，水路的流向便已經切割道路；若能及時把水路引到排水道做適當的處理，就可以避免災害發生。

由於水的衝擊、雨珠拍打在葉片上會製造很多負離子，負離子對身體有好處，所以他也喜歡雨天工作，在雨天走路感覺很舒服。

小心，山野幽靈出沒！

森林的工作繁雜，有時公文堆積如山要忙到很晚，入夜之後，沿路黑漆漆一片，但**有星光相伴，走在天然林的寧靜環境，對他來說不僅消除疲勞，而且非常享受。**

只是，夜間的森林出現單獨一人走的情況極為罕見。

有一天，孫正春加班到晚上八點，他拿出手電筒照亮回家的路。夜晚的蓮華池熱鬧非凡，他把手電筒照在樹上，照出兩顆眼睛紅紅的飛鼠，原來牠們出來覓食了；狐狸類的動物如鼬獾和白鼻心，還有其他種類的動物也常在夜間出沒；還聽得到山羌、蛙類、貓頭鷹的聲音，夜間連鳥的叫聲都不一樣了，彷彿天籟。

走下山的途中，山間暗夜特別深，遠處有一輛機車迎面而來，孫正春擔心對方以為是山野幽靈，貼心地用手電筒不斷畫圓圈，表示「有人在這裡」。機車放慢速度，在離他不遠處停下來，一動也不動。這時，孫正春開口了：「你要回去啊？」年輕人兩眼直愣愣的，張大嘴巴，一臉驚恐，嚇得加速離開現場……

難道孫正春有抗癌藥方？

許多人不聽勸阻，誤以為他有「抗癌藥方」，似乎有了這帖特效藥，癌症就會立即好起來。但是，這……怎麼可能？

進階版走路法，牽摩托車、拿啞鈴才厲害

這段時期，孫正春的體力處於歷年來的最佳狀態，背部的痠痛幾乎消除了。就在同時他也發現，長時間走路不僅不是問題，反而因身體適應後不容易流汗。他認為，**生病的人如果重複過去的習慣會產生所謂的「抗藥性」，水漲船高，癌系統還是會超越你的努力**；只是他一開始持續六、七個小時走路的力道夠強，身

體與癌細胞纏鬥的結果目前仍保持優勢，癌細胞暫時不會復發。但癌細胞隨時都伺機重來，一直等著反撲，所以他更提高警覺，不但沒有懈怠，反而走得更勤，甚至自行加重分量或積極尋求改變之道。

某日，孫正春外出騎摩托車時意外發現，平常習慣固定牽一邊的他，現在居然左右兩邊都可以牽車，而且牽摩托車走路很輕鬆。他突發奇想，**若也牽摩托車上班，尤其「爬坡」路段應該可以促進體內排汗吧！**

他牽摩托車上班維持好幾年，而且達到預期的效果。這段時間，經常遇到好心的路人上前關心：「你的車子壞掉啦？」他說：「不是不是。」或者有人主動詢問：「要不要幫你載去機車行？」他說：「不用不用。」因為在山路牽摩托車，想當然耳一定是車子壞了，怎麼可能是健身？

牽摩托車一段時間後，他改為拿「啞鈴」。上班穿的背心是登山背心，前面有兩個口袋，他就利用這兩個袋子，先從放五磅（二點二五公斤）重的啞鈴開始走，逐漸增加到十磅（四點五公斤）重，有時雙手各拿二十公斤的啞鈴，訓練肌腱的力量。

另外，他喝自然水，並且常帶著兩個二十公斤的水桶，到離家兩公里的紹興泉提水回家；甚至改用「腳尖」走路；或者找路面布有尖石的地方走，以製造刺激的痛點……他不斷體驗改進之道，將走路晉升為「進階版」。

把健康細胞鍛鍊得夠強壯

他期待在這耗能很大的時候，身上的健康細胞能吸收所有的營養，讓癌細胞搶不到食物，因為這時製造出的免疫細胞多且強，自然可以吃掉變異細胞（癌細胞）。「變異細胞是附著在體內的『非生理系統物』，不屬於原有的結構，**我身體狀況好的時候，健康細胞搶食的速度要比變異細胞來得強又快。**」

講到這裡，他換另一個角度說，每次談到細胞搶食，腦海常浮現一個狀況：颱風暴雨來襲導致交通中斷時，有些地方沒有糧食，相關單位會派直升機「投遞食物」。孫正春把這畫面和體內細胞搶食聯想在一起，希望體內的健康細胞在他「投遞食物」時，可以搶得到、搶得快。

他回憶「關鍵一百天」腫瘤會消失的原因，自行解讀為：「我的腳底一直需要養分，所有的血液和營養都流到腳部，因為常運動的地方搶得最厲害，身上的癌系統根本搶不過，腫瘤自然就萎縮、消失了。」

「藥用植物標本園區」諜對諜

孫正春的病好了之後，鄉里口耳相傳，很多人聞風而來。但他們不相信「走路治病」，而是覺得蓮華池分所一定有「治癌藥方」。

值得一提的是，孫正春成為正式公務員後就一直跟著長官漆陞忠，森林界形容他們「情同父子」。由於漆陞忠在蓮華池規畫的「藥用植物標本園區」（當地人都稱「藥草園」），他也參與其中，附近居民認為孫正春一定是用自家栽培的治癌植物才醫好自己的腫瘤，所以這一區經常被偷；尤其晚上，埔里地區一些家裡得癌症的家屬就跑到藥草園，把可以當癌症用藥的植物連根拔起。

藥草園的確有「治癌專區」，而且都有標示牌，寫著作物名字和藥效，民眾知道該偷哪些。其實這裡種植的作物非常受歡迎，只要民眾略知是好東西或聽聞某些植物可以治癌，就會被偷，很多植物種下去一下子就不見了。孫正春說：「我每次種的時候心裡都想，遲早要被偷的……」

不過，「藥用植物標本園區」主要是給學生學習研究的標本，因為蓮華池試驗林整座山區大，他們把比較明顯的藥用植物移到標本園。那是個小山坡，蓮華池的聯外道路沒有管制，當時的藥園區沒有圍籬，任何人都可以進出；雖然設有巡邏箱，但幅員遼闊，工作人員少，防不勝防，在管理上的確造成很大的困擾。

工作人員對辛苦栽種的植物被偷感到很懊惱，因為有的「苗」非常珍貴，取得不易，他們只好不斷對外宣傳：「孫正春的腫瘤不是靠吃這些藥好的，他從來不吃……」並強調他是靠「走路」抗腫瘤成功的。

「走路？怎麼可能？」說這些沒人要聽，他們也不信。**「靠走路怎麼可能醫好癌症？」的確不可能，因為還要搭配「其他方法」**；但其他方法他們也不聽，只希望立刻得到一帖「抗癌藥方」，似乎有了「抗癌藥方」，癌症就會立即好起來，像孫正春一樣。

這……怎麼可能？

不聽信流言，自己的身體自己救

孫正春到別的單位時，也常遇到一些人把他攔下，問他是怎麼治癌的，或拿出所謂的「抗癌植物」問：「這要怎麼吃？」「會不會有毒？」

他說：「**任何東西，只要『過量』就會中毒**，包括水喝太多也會中毒。」至於「抗癌植物」，那是文獻上寫的，做「研究」之用。「抗癌植物」得經過嚴謹的研究分析，分析過程中，有的成分可以治癌，有的不行；可以治癌的成分，在不同的劑量會產生不同的效果——這些需要透過不斷的實驗和白老鼠測試……到最後證明治癌有效，可能需要五年、十年的時間，跟一般人以為某種草藥可以直接食用是不一樣的觀念。

所以他不厭其煩地勸習慣用草藥治病的人，要等研究成果出爐而藥廠也正式製成藥丸，再吃求醫處方。「不是你自己說可以吃就可以吃，而是醫生（不管中醫或西醫）開藥單給你才能吃。」

他回想罹患腫瘤初期走路去上班的路上，常有人提供「情報」給他：

「我跟你說真的，××就是吃××草藥吃好的……」

「我有一種防癌的藥，你吃吃看！」

「高雄有個醫生很有名……」

「彰化有個中醫師很厲害……」

「山上有一種藥，非常好……」

這些推薦聲音常在他耳邊嗡嗡作響。

孫正春不為所動，**他瞭解自己的身體，堅持用自己的方法抗癌。**

夫妻同心，走出新人生

雖然路難行，但他知道為何而走，他清楚藉強烈運動可進行體內排毒，讓身體機能順暢運作，對疾病纏身的他有益處，而不是瘋了沒事找事做。

夫妻同心同步，迎接新生活

民國八十四年夏天，孫正春完成台大碩士論文後，收到一張指令——他將被調派到宜蘭福山植物園，不過並未說明為期多久。他和妻子索性賣掉鐵山里的房子，搬到宜蘭。

孫太太在整屋時赫然發現，與房契放在一起的還有另一份文件，打開一看，原來是丈夫在民國八十年十月二日發現得了兩個腫瘤，在萬念俱灰中寫下的「遺囑」。她細細閱讀「遺囑」裡對她的感謝和叮嚀，尤其是對兩個孩子的掛心，令她眼淚潰堤，哭了好久好久。

孫正春說：「你算命苦啦，嫁給我這種病人。」但孫太太一點都不覺得苦，她對友人說：「我心存感恩，感恩他為了我和兩個孩子，這麼堅強、這麼努力地抗病。」

其實，孫正春生病時情緒起伏很大，脾氣也不好，但孫太太的包容力更強。**在那段赤腳陪走的路上，外人遠遠看，彷彿兩個傻子，形影不離，但孫太太心甘情願地赤腳陪走。**她覺得夫妻要同心同步，「他健康，我就健康了。」

他們夫妻相處，孫太太一直扮演「配角」，就是配合丈夫的角色，幾乎百分之百配合，家中大小事全由丈夫決定、處理。「他有學問有膽識，我從中吸收不少知識，他講什麼我聽什麼，跟著就是了。」她「崇拜」他，「他是很有毅力的人，拚命工作、拚命學習，連生病也是拚命！所以我支持他，要讓他無後顧之憂。」

「夫唱婦隨」是她對婚姻的信念。當孫太太得知丈夫調派宜蘭，隨即收起工作十幾年的美容院，跟著過去。

與美容院的同事道別時，大家依依不捨，她們結婚時都曾收到「老闆」孫太太的祝福——夫妻不要吵架。她說：「**夫妻經常吵架會變成一種習慣，不吵架也會變成一種習慣。**」每吵一次架會加深彼此的裂痕，不吵會增進一分感情，希望他們選擇後者。

你到底給自己找了什麼麻煩？

這一趟履新，夫妻決定先把行李寄過去，兩人再從埔里「走」到宜蘭報到。這時孫正春已經算抗癌成功了，為了避免癌細胞伺機反撲，時時刻刻都想走長路抗病，也許可以藉由這一趟到宜蘭的路乘機做強烈運動，而且是翻越中央山脈的行程，「應該要挑戰一下。」他算算距離，約需六天。

他們七月五日出發，但當天早上還有尚未處理的事而耽誤到下午，只好請侄兒載他們到本部溪橋（與仁愛鄉交接處），從那裡開始走，當晚住宿霧社青年活動中心。

隔天，即進入地形崎嶇不平的力行產業道路。

這一段是「土路」，一開始就是險峻的陡坡，他們在起伏不定的路面蹣跚「爬」行。對！那一次比較像爬山，爬得上氣不接下氣，當爬到山頂，接著往下急降至最深的河谷。下坡的路面很滑，像遊樂場的溜滑梯，尤其因地心引力的關係會自然而然加快速度跑下去，兩種壓力交疊更蹂躪他們的雙腳。他們嚇到了，沒想到情況是如此艱困。在走完上下坡一陡一滑的路段後，本以為挑戰就該結束；但沒有，接著又是高低起伏的路段——當步道轉為向上爬升，他馬上喘氣，汗流浹背，好不容易才爬到最高處，然後又下滑到谷底，像爬M字形的山谷……連心臟都快負荷不了。

這時有個聲音在耳邊尖叫：「你到底給自己找了什麼麻煩？」孫太太也這麼想，她快哭了，雙腳的忍受度瀕臨極限。孫正春索性把太太的背包攬在身上，自己走在後面推她，兩人幾近以蝸牛爬行的速度前進。「我非常懊惱，**到底要不要走下去？**」

父親，是讓他安定的力量

其實來之前，孫正春開車「勘查」過地形（他長途步行都會勘查地形並參考氣象，若颱風來襲就會取消）。不過他開的是爬山型的「高腳」車，開車時並沒有感覺路況很糟，實際用腳走才發現——「天啊！怎麼這麼難走？」

當時正值盛夏，布滿尖銳石頭的力行產業道路經過豔陽曝曬，更加艱困難行；而筆直的上下坡段讓雙腳所承受的痛苦，掩蓋了滾燙的路面和尖石帶給腳底的折磨。他曾在夏天到高雄、屏東一帶健走，南部的柏油路感覺快被火熱的太陽融化，瀝青幾乎要流出來；但仍比不上這一次「魔鬼」山路的煎熬。

稍微可以喘口氣的機會是肚子餓了，在橋邊取溪水煮點東西吃的時候。他們隨身攜帶迷你型的瓦斯爐和鋼杯，煮些事先準備的餐點，再吃點綠色青菜。吃完簡單的午餐後，繼續走。

雖然沿路不好走，但他知道為何而走，他清楚**藉強烈運動可進行體內排毒，讓身體機能順暢運作，對疾病纏身的他有益處**，而不是瘋了沒事找事做。

在最艱困快走不下去時，孫正春常會忍不住望望天上的雲朵，感覺父親在上面守護著自己和妻子。父親五十八歲過世，總覺得他走得太早，還在天上繼續當父親；而孫正春雖年過花甲，仍像孩子般被保護。一想到父親，他感覺有一股安靜穩定的力量籠罩住自己，於是又昂然邁開腳步。

二十多年來，最艱困的一次走路行程

半路上，「大哥大」響了，是新主管打來的。「你在哪裡啊？我想約你去台北開會。」孫正春說：「我正在中央山脈，要走路過去報到。」電話彼端停了一會兒才恍然大悟，「走路喔，好好，你繼續走繼續走，不打擾。」

孤獨的力行產業道路上，只有這對夫妻踽踽獨行，沿路有人開車經過，大部分是在山上採桃子、蘋果的果農。

「你們要不要搭一下車？」

「不要了，我們要走路。」

「你們要走到什麼時候？」

「天黑之前應該可以走完。」

「這裡也沒旅社啊，要住哪裡？」

「我們算過了，可以可以。」

他們終於在日落之前抵達住宿的馬列巴部落，**歷經了走路以來最艱困的一次（即使二十年後回想，還是最艱困的一次）**。

跟我在一起有什麼好怕的？

次日，沿著平緩的力行產業道路經福壽山農場往梨山方向走，雖然整條路呈平坡狀態，但沒想到那一段緩坡非常長。慘的是，到梨山之前突然下起一陣大雨，雷雨交加；這時剛好有客運經過，兩人決定搭車躲雨，直到雨停才下車，繼續走。

這一趟路，超乎想像中的遠。快到環山部落時，他們迷路了。照距離算，傍晚就應該到的。

天色越來越暗，沒有其他人，置身於黑暗的山林，孫太太心裡很恐懼，孫正春頻頻安慰她說：「**跟我在一起有什麼好怕的？**」他們當晚已經預先訂了環山的廟，那間廟當天剛好開張提供住宿。

沿路一片寧靜，夜空中有無數的星星閃爍，溫柔地照耀著他們。而令人驚喜的是遠處的山閃著亮光，「到了，到了……」他們鬆口氣。抵達時已過晚上十點，廟祝正在等著他們呢！

廟祝客氣地拿出新棉被，示意鋪床用。孫正春夫婦領取棉被走進房間，還沒擦去臉上的汗水，就迫不及待地躺下，倒頭就睡。隔天起來，那床棉被完好如初，完全沒動過，就是昨晚廟祝剛拿給他們的形狀；因為實在太累，累到連鋪棉被的力氣都沒有了。

那幾天氣候不穩，沿途都有西北雨攪局。後來兩人決定，只要下大雨就搭客運躲雨，雨停則下車，依這種模式行進。

最後一天，從棲蘭沿著山邊（不走正規路線）走下山，在抵達福山植物園之前，兩人在一家小商店買東西，但隱約發覺有人一直尾隨在後。後來，這個人終於開口說：「請問，你是不是得癌症，靠走路好的那個人？」當時已經有媒體報導孫正春「走路抗癌」的故事，而問的路人家裡有癌症病患……但這麼一聊，導致報到的時間延後了。

由於進福山植物園需要證件，孫正春還沒到職沒有證件，正杵在那兒想怎麼辦時，卻遠遠地聽到新同事說：「看到了看到了，兩個戴斗笠、打赤腳的『阿土』到了。」

夫婦倆聽了忍不住哈哈大笑，原來這是他們給別人的形象啊！

路是一步一步踏出來的

孫正春的新工作是處理一千多公頃沒有登錄的土地。而辦公室後一百公尺處就是宿舍，與之前上班從埔里住家到蓮華池需十二點五公里相較，路程天差地遠。

不過這裡的工作主要是測量，每天要走很遠的路，**這些崎嶇不平的「路」**，

是同事們一步步踏在草叢走出來的，所使用的腳力特別艱難，累積起來的時數跟在蓮華池差不多。

新環境還有一個特色：隨處有動物出沒，例如看得到鴛鴦戲水、山羌悠悠地在草叢中散步、獼猴蹲在木棧道上用餐、蝙蝠涼亭停了許多台灣葉鼻蝠……有一天下工後，他趕著回去吃晚餐，路經哈盆溪，突然踢到一塊灰色石頭，「咦，奇怪，石頭怎麼是軟的？」他蹲下來摸摸看才發現，「原來是穿山甲！天啊，居然在這裡碰到穿山甲！」他飛也似的趕快把牠帶回宿舍拍照，再放回山裡。

晚餐後，走在福山植物園的林蔭步道則是另一番風景。有一次，孫正春走到一處轉彎的山徑，當時孫太太剛好有事離開一會兒，就在這時，突然有一隻動物「咻」的一聲，感覺要撲向他，他本能地蹲下，回頭一看，原來是一隻飛鼠，牠以略帶弧度的路線飛到對面的樹幹；孫正春正準備起身之際，另一隻飛鼠也以同樣的姿勢俯衝而下，似乎在追逐前面那隻飛鼠……

福山植物園同事愛上走路

由於福山植物園地處偏遠深山，到宜蘭市中心有二十幾公里遠，假日外出也提供孫正春和太太走長路的機會。

宜蘭礁溪是孫正春的故鄉，他常利用上班之外的時間到宜蘭探訪親友。從福山植物園往宜蘭的路是下坡，其實很好走，但這裡的同事沒人走過。直到孫正春夫婦倆開始走，大家才猛然驚覺，**原來出門不必搭車或開車，也可以用走的。**「我們怎麼從來沒想過？」開始有同事躍躍欲試了。

當孫正春以走路的速度移動腳步，反而讓自己有了認識家鄉的機會。「咦，這以前就有了嗎？我怎麼沒發現？」多次停下腳步駐足觀賞，原來他從來沒有真正停留，都是匆匆而過。有一次看到轉角處老房子的屋頂很別緻，一問之下才知道，已經有三十幾年的歷史了；某些巷子的牆邊種植裝飾盆景，也是老早就存在……**「走路」讓他得以**

受到孫正春夫婦的感染，同事們也愛上了走路健身。

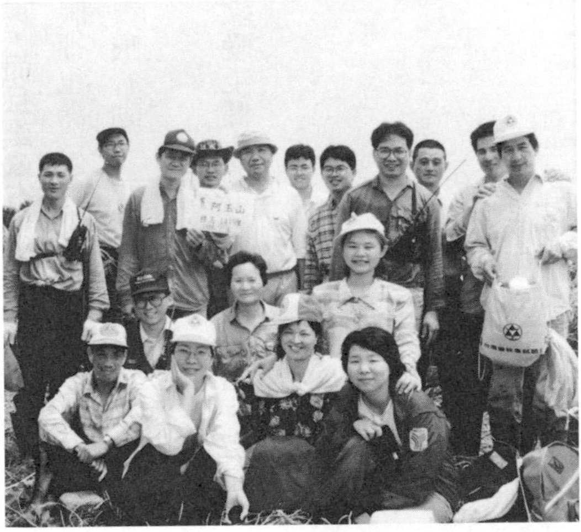

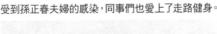

細細閱讀故鄉的街弄風景，也找回童年的記憶，而且處處有驚喜。

孫正春的舉動，看在福山植物園同事的眼裡也滿是驚奇。這裡很多人下班後原本足不出戶，但看到夫妻倆赤腳走路，覺得很心動。「好像不錯喔，我們也要一起走。」此外，孫太太還教他們做優格哩！

這位「新同事」的到來，意外帶動了大家晚上健走的風氣，為福山植物園注入了一股新生活運動的活力。

第三章
水沙連挖金隊

——帶社區挖出健康的金

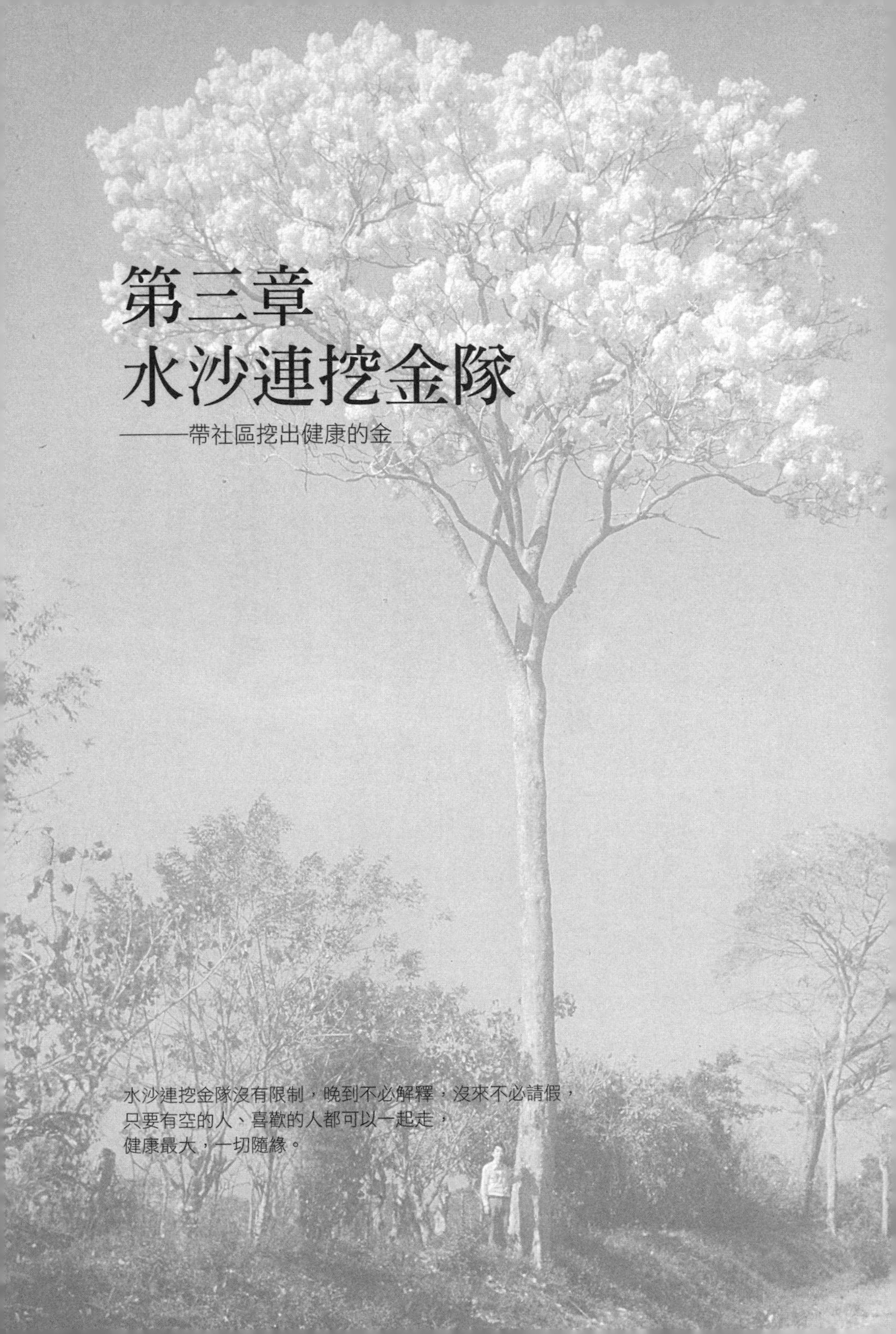

水沙連挖金隊沒有限制，晚到不必解釋，沒來不必請假，
只要有空的人、喜歡的人都可以一起走，
健康最大，一切隨緣。

風雨無阻的夜行俱樂部

他們持續地走，不間斷，有人稱這是風雨無阻的夜行俱樂部，而同時，他們也是健康、友誼與知性兼具的社區健走團隊。

九二一地震後，光明路重見光明

調動到福山植物園一年兩個月之後，孫正春又被調回了蓮華池分所，夫婦倆搬到了在埔里新買的光明路住所。

光明路很短，不到一百公尺，雖是路更像巷，門牌號碼只到六十三號。從外觀看，光明路與一般鄉鎮的巷弄沒什麼兩樣，卻因搬進孫正春這一戶人家而聲名大噪。

他們夫妻一來就是走路，白天走路去上班，晚上就在田間或巷弄隨意走，連假日也走，甚至抓著啞鈴走。幾戶鄰居逐漸知曉孫正春靠走路甩掉腫瘤的故事，也跟著陪走，其中一戶是住在街頭的林昭明夫婦。

林昭明自林務局退休後，常到家家戶戶走動，看誰家有什麼需要幫忙或者串串門子；如果看到飆車族會像糾察隊一樣地說：「年輕人，注意車速，這裡騎卡慢一點！」也提醒小朋友注意安全：「有車子喔，後退後退！」他也常去孫家泡茶聊天，大家私下稱他「街長」。

一九九九年發生震撼全台的九二一大地震，震央就在埔里。「街長」說，光明路的房屋都很堅固，整條路沒有房屋倒塌，算是不幸中的大幸。不過，有不少戶人家牆壁、樓梯龜裂，他會告訴大家該怎麼申請補助。

雖然光明路的受災情況相對輕微，但當時餘震不斷，大夥驚悸猶存，不敢回家，索性就在附近的空地搭帳棚，新鄰居和舊鄰居都住在一起了。這段日子讓大家感情瞬間增溫，後來有人會主動帶蔥、薑、餅乾、粿……送給鄰居，甚至孫太太做的養生早餐，也會分送大家。

災後各地忙著重建。某日，「街長」找對植物有興趣的孫正春討論：「我們是不是應該美化一下環境？例如種一些樹苗。」兩人合力向鎮公所提出花盆和苗圃的申請，分送每戶一盆樹蘭苗，藉以活化街景。一時之間，光明路變成「樹蘭小巷」，排列整齊的樹蘭開出鮮黃的秀麗小花，飄出淡淡馨香，儼然成為光明路的一大特色。

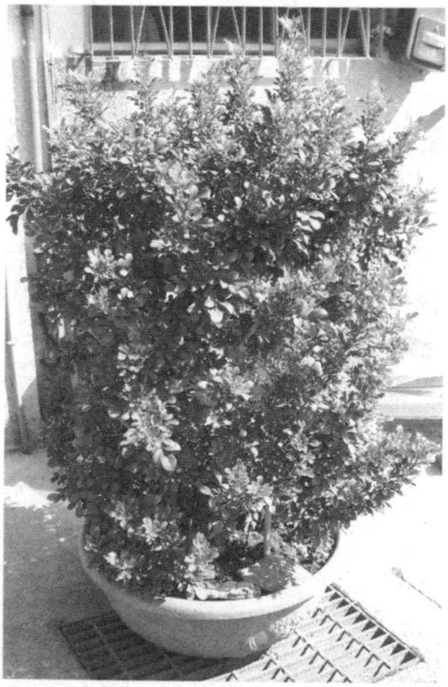

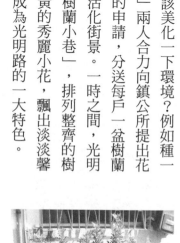

走路健身的超強感染力

災後的夜晚，鄰居們常坐在屋外聊天，總是看著孫正春夫婦走出去運動。漸漸地有些鄰居會上前詢問走路的益處，或者抱怨身體哪裡不舒服，孫正春就鼓勵對方出來走一走，「**這個動作很簡單，就是走路，持續地走，不間斷。**」

住在光明路附近的雜貨店老闆娘李美玉很想跟進，但她有雙腳退化的問題，醫生勸她少動；不過孫正春反其道而行，鼓勵她出來走。李美玉跟著走一、兩個月後，微胖的身材瘦下來，間接改善了失眠狀況，連腳也好了。

孫正春靠走路健身的方式很有感染力，另一個加入的是暨南大學公共行政系教授梁雙蓮。

梁教授平日住學校宿舍，偶爾早起會繞校園一周，時間約四十分鐘。由於在暨大的四年住宿快到期了，於是她在埔里買房子，準備期滿後搬過去住。不幸新房還沒交屋，貸款也還在繳，就發生九二一大地震。房子垮了，住屋問題迫在眉睫，就在這時，作家陳若曦伸出援手。

陳若曦在九二一大地震後被派做南投縣駐縣作家，其中一部分敘述埔里的事，因此認識了孫正春夫婦。「孫家有空房啊，我來幫你。」透過陳若曦的牽線，梁教授成了孫家的房客；房東每天走路，她也跟進。

梁教授加入時，路線不固定，不過對不是在地人的她卻有莫大的幫助。她每天主要的活動範圍在校園，開車也只是經過大馬路而已；但這支隊伍穿越埔里的大街小巷，她才知道哪一條大馬路內有哪些小巷子，哪個巷子有哪些弄，哪個地方比較特別……不到一年就把埔里走透透了。有一天，同行的夥伴遙指某處說：「那就是張美瑤（演員，柯俊雄的前妻）的家！」她睜大眼睛看著說：「哇，原來是那裡啊！」

大手牽小手，連颱風天也走

「走路」這件事逐漸在鄰居間造成話題。「要不要跟他們走走看？」有人覺得與其坐而言不如起而行。左鄰右舍一個拉一個，連小朋友都來了。

剛開始是很隨性、很輕鬆的行程，差不多八點，大家吃完晚飯、忙完家事後，三五成群，邊走邊聊，直說：「**運動在精神和身體最放鬆的情況下進行最有效。**」他們走的路線多選田間小路，走在滿天星斗的夜空下，別有一番滋味。

大夥走路時多半聊社區的大小事，例如埔里的哪一家店在打折、哪裡有優惠、有什麼好吃的；有些人遇到不如意，走路時會講出來，其他人則頻頻安慰，為他化解不愉快；也有人自我鼓勵說：「要先把自己的身體顧好，才能做其他的事情，如果家裡有人生病會造成生活的混亂。」「我們就先不要給家人帶來煩惱。」你一言我一語的，拼湊出走路為全家人帶來的益處。

他們下雨天也走，不管人數，逾時不候，有人稱這是「風雨無阻的夜行俱樂部」，規模最龐大時多達三十幾人，平日人數則減半。有一次颱風天，氣象局發布颱風登陸消息，埔里鎮風不大，雨卻時大時小，但沒有影響大家走路的興致。八點不到，小巷開始熱鬧起來，大夥撐著傘在雨中行進，沒走幾步下半身就溼了，但沒有人抱怨；反而覺得空氣清新，尤其踩在雨水中特別涼爽，彷彿洗淨一天的疲憊。孫正春說：**「雨滴可以衝撞出更多的負離子，好比走在瀑布旁，身心更舒暢。」**

賺到健康，也賺到知識

後來，這支夜間隊伍行進間逐漸「轉型」為帶有一些性質的活動，例如知性活動。鄰居們各有自己的專長，像孫正春對植物有興趣，他會介紹埔里的代表性植物之一「茭白筍」。他說：「茭白筍因為感染弧菌，所以莖部細嫩肥大，我們就是吃這部位。有些地方天氣太熱，弧菌發展得太快，茭白筍的莖不成熟會變黑，一般人就不愛吃了。」

又如維持治安，有時晚上有野狗和蛇出沒，孫太太就製作一根根的竹杖給每個人，她認為，晚上在鄉下走路，竹杖可以探路、驅蟲示警，走累了也有支撐，很實用！他們還笑稱自己是一群夜間巡邏隊，把治安變好了，因為身上穿的螢光背心會反光，夜間行走比較安全。其他里鄰的人問：「你們都出來走，不怕家裡遭小偷？」他們則回說：「我們就是出來抓小偷的。」

還有當清潔隊員。孫正春乘機邊走邊撿垃圾，「如果環境髒亂，當然會讓人感覺不舒服，我只是順手撿而已，很單純地是為了環境清潔。」但沿路的垃圾種類太多，哪裡撿得完？他只好鎖定菸蒂，只要看到菸蒂就撿起來。有人看他撿菸蒂，以為要拿去賣，他只好將錯就錯地說：「撿一根一塊錢耶，撿一千根就賺一千啦！」那路人信以為真，反問他：「哪裡有人收購？」孫正春只好回答：「我是在心裡賺錢啦！」

他們每晚一定要走至少一個半鐘頭，約七、八公里的路程，走到汗流浹背才心滿意足，**不但賺到健康，也賺到知識**，解散回家前都會異口同聲地說：「我們又賺到一天了！」

為健康而走，鼓勵腦傷朋友

這支隊伍不只在附近一帶走，也走到紙教堂旁的澀水社區，**協助地震後腦部受傷的陳先生走出陰霾**。「我們整隊『環村』鼓勵他——為健康而走！」

原來在地震之後，孫正春夫婦到紙教堂的社區當志工，支援埔里其他民眾進行災後重建工作，意外得知陳先生正在做復健，醫生囑咐他要鍛鍊身體。某日，孫正春號召成員說：「今天晚上我們要更改路線，我們去澀水社區，約陳先生出來走路。」一群人浩浩蕩蕩地環村健走，讓陳先生非常感動。

百萬聚樂步，日行一萬步

一萬步可以隨意走，以累計的方式分開計步，不必非得一鼓作氣走完不可。把每天走一萬步當作一項功課。讓走路融入每日生活，養成隨時走路的習慣。

「飛躍的羚羊」紀政代言健走

與此同時，台北也在推廣健走。

二〇〇二年，世界衛生組織有一個全球性的宣導活動，鼓勵一百九十二個會員國從事兩項活動：一是健走，二是騎腳踏車。這兩個活動都用到雙腳，當時國民健康署想到「飛躍的羚羊」紀政，特地找她代言。

紀政有一段時期很胖，不方便跑步，便改為快走，成效顯著；六個月瘦了二十公斤，困擾她多年的尿失禁也不藥而癒。快走讓她得到意想不到的好處。有了親身經歷之後，紀政原本推廣路跑和馬拉松的主軸遂逐漸轉為「健走」；畢竟前兩項運動是小眾，**而健走是一項很簡單、男女老少皆宜、隨時隨地可進行，更是全球公認最方便、最大眾化、最容易養成，而且沒有副作用又不必花錢的運動**。於是她發起了「每日一萬步，健康有保固」的口號。

讓走路融入生活，變成習慣

「每日一萬步」是有理論基礎的。

有一項統計數字顯示，平均每人每天所需熱量約一千八百大卡，但實際上每人攝取的熱量約二千一百大卡，多出的三百大卡如果不藉運動抵銷，累積下來將是非常驚人的數字；而每走三十步會消耗一大卡，走九千步可以消耗掉多餘的三百大卡，讓身體達到一種平衡。不過，行走速度可能隨時間而遞減，乾脆直接說一個整數：一萬步。

雖說有些人走路步伐大小不一，但**平均來說，走約九十分鐘（一個半小**

時）、七公里，差不多就達到一萬步了。

這一萬步可以隨意走，以累計的方式分開計步，不必非得一鼓作氣走完不可。例如搭公車回家時，可以多走兩站再搭，同時提早兩站下車；或者上班時間找其他部門討論事情時，不打內線而改為直接走過去……如果下班後，累積一整天的步數才走六千五百步，那麼可以利用晚上刻意去走尚未走完的三千五百步，**把每天走一萬步當作一項功課。讓走路融入每日生活，養成隨時走路的習慣。**

走路可以讓人完全放鬆

希望基金會祕書長黃純湘是紀政推廣健走的溫柔大將，也是健走界的模範生。以她的健走情況為例，她走路時不會塞耳機聽音樂，「**走路是一個可以運動和沉澱的時間，我非常珍惜，因為可以讓自己完全放鬆。**」如果有事情困擾自己，那麼必須走一段路之後才能放鬆，當然，安靜的時候，困擾你的事情會浮現上來，這時你的思考會更清楚，走路可以幫你理出頭緒。而當你沒有煩惱時，走路就很幸福了，因為感官是開放的，你會注意天氣的變化，樹上的葉子是否落下來，秋天到了嗎？你會觀察沿路的風景，「我很喜歡觀察四周的變化。」耳朵能聽到鳥叫，臉能感受風吹，眼睛可以欣賞風景，自己能融入大自然裡。

健康檢查報告的紅字不見了

另外，每天健走的純湘也影響了素鳳姊。她是紀政的好友，六十幾歲的宅女，很少出門，不主動跟人接觸，對人有疏離感。素鳳姊的心臟不好，健康檢查報告都是「滿江紅」，每天生活的主要行程就是去醫院看病，由於她跟純湘是鄰居，紀政建議她們一起健走。

純湘說：「我們早上六點就要開始走喔！」素鳳姊是個睡到自然醒的人，卻每天準時報到。

結果，八個月後的大檢查，全部變成了藍字！醫生說：「我很少讚美人的，但我要稱讚你，你真的很棒。」

除了數字上的改變之外，素鳳姊的個性在不知不覺中也產生了變化。以前沒化妝不敢出門的她，現在不化妝也不怕曬太陽。她說：「**因為對自己有自信，就不需要靠化妝來修飾了。**」

這樣走路無負擔

走路時，也可以攜帶計步器。據說在日本，計步器是醫生開給糖尿病人的處方，鼓勵病患藉走路降低血糖。曾有個罹患糖尿病的病患血糖值高達四百，但她以計步器認真地計算步數，效果顯著，血糖下降至標準值一二〇以下，直呼健走救了她一命。

至於如何走路？健走有一句口訣：「**放輕鬆，抬頭挺胸縮小腹，雙手微握放腰部，自然擺動肩放鬆，邁開腳步向前走。**」

此外，在走的過程中，要注意自己的呼吸和吐氣，吸氣要用嘴巴吸進去，用鼻子吐出來。雙腳要走直線，不要外八或內八，否則不正確的姿勢會對身體造成負擔。

快樂步行在一起

紀政雖然答應了國民健康署的邀約，但擔心這個活動曇花一現，所以每年都辦健走，活動方式也推陳出新，像是元旦健走、跟健走談戀愛、全國一百條優質健走路線、「日行萬步，走出健康台灣」，其中，包括了二〇〇五年舉辦的「百萬聚樂步」。

二〇〇五年八月，梁教授去郵局時看到「百萬聚樂步」的活動，取「聚在一起快樂步行」之意。

那是一個「環島健走一八〇天」的紙上活動，不是要參加者實際走全省，而是「虛擬環島」。以每天步行的距離換算成公里數，預計走幾公里可以從哪裡走到哪裡，參賽者只要報名就有「健康存摺」，可以每天上網登錄行走的公里數。

根據經驗，如果能持續走三個月，這個習慣就不會中斷。

某一天走路時，梁教授提到了「百萬聚樂步」。這活動可以集體報名，也可以分別報名，完成者可獲紀念品和證書一份。

孫正春試著以自己為例，他每走兩步距離約一公尺，以此計算，一小時可以走四千公尺（四公里）、八千步，那麼兩個小時就是一萬六千步，所以他只要走一個小時又十五分鐘就達到一萬步的目標。但每個人走路的速度和步伐不一定，以他們天天走的這一條路線約七．五公里計算，走完一趟一定超過一萬步，姑且取整數一萬步好了；一年下來，每個成員就走了三百六十萬步，所累計的距離（二七三七．五公里）早就超過環島兩圈（台灣一圈為一一三四公里）！以他們的實力，兩年可環島五圈了。

「要不要報名走走看？」大家覺得很有趣，躍躍欲試。

只是，報名參賽還需要一個「隊名」。

「水沙連挖金隊」誕生了

有一天，大家在孫正春家聊天，喜歡研究歷史且常蒐集資料的他說，這一帶以前叫「水沙連」，到現在還有很多念舊的人稱「水沙連」，不如就以此當隊名好了。

梁教授首先附議，並加碼說：「走路的英文叫walking，音譯為『挖金』，加在『水沙連』後面變成『水沙連挖金隊』如何？」

大家覺得「挖金」這兩個字意義深遠。因為大家夜間走路，行程輕鬆，偶爾會有成員介紹景點，帶大家認識植物，很多知識一點一滴累積，收穫頗多，逐漸挖出人生金礦，例如挖友誼的金、健康的金、知識的金、精神的金、大自然奧祕的金、社區文化的金……

「水沙連挖金隊」於焉成軍。

水沙連挖金隊「走」動人心

水沙連挖金隊沒有領導人，沒有組織沒有限制，晚到不必解釋，沒來不必請假，只要有空的、喜歡的人都可以一起走，一切隨緣。

輕鬆自由的健走隊伍

成軍後，他們特地製作一個木製牌子，由大童當「掌旗官」，舉牌號召隊伍前進。

大童是這一帶的耆老，童家歷代種玫瑰，年逾七十歲的他從小在光明路長大，隔壁住的是弟弟小童。由於大童家最靠近出發地點，大家很有默契地以他家為集合地點。

晚上八點，華燈初上，一戶戶人家穿上球鞋，關掉電視，有的攜同老伴，有的帶著孫子，浩浩蕩蕩地出發。

水沙連挖金隊沒有領導人，沒有組織沒有限制，晚到不必解釋，沒來不必請假，只要有空的、喜歡的人都可以一起走，一切隨緣。

從大童家出去，沿著大城路到信義路後經過大同社區就是田間，種有茭白筍、玫瑰花、豆苗……再過去就是埔岳大飯店，接著到藍子城、埔里花卉拍賣中心，往東繼續走到北梅社區。這一段稱不上「路」的路，從孫正春開始走就有，後來鋪上土路直到現在的柏油路，感覺是特地為水沙連挖金隊開的。大家取得共識，就把路線固定下來。

路線固定有個好處，如果有人突然想加入就找得到他們。像有一群人來自恆吉城，他們就在大同社區北邊約一百公尺處加入，其中一人是美英。

親愛的，走路讓我們減肥成功了

美英以及住在孫家隔壁的惠嫈和大童，都因走路而減肥成功。他們一致認為肥胖是生病的根源，**體重下降，感覺整個身體都輕鬆了起來。**

美英原本靠爬虎頭山減肥，她曾求助醫生，配合快走，四十天降了九公斤，速度驚人。她加入隊伍就一馬當先，雙拳微握，抬頭挺胸，快步向前走，把隊伍遠遠拋開；然後再快速走回來，不斷折返。有一天孫正春發現美英沒來，她一轉頭說：「我在這裡啊！」原來從背後看真的小了一號。她的祕訣是走路加吃燙青菜，蔬菜一律清燙，偶爾沾點和風醬，維持一年多沒復胖，現在不走反而不習慣了。

童家以大童太太游秀玉最先加入走路行列。她原本因甲狀腺亢進而一直服藥，孫太太建議她試著用走路加強免疫力。走一段時間之後，她的病症解除了，便停下腳步；但孫太太告訴她**不能停，不然病灶隨時會登門造訪**，於是她又繼續走；後來再檢查就沒甲狀腺問題，走路成了最佳良藥。

時序進入玫瑰豐收的夏季，正是童家最忙碌的時候。埔里氣候好、水質佳，連外地人都來買地種植玫瑰。即使忙碌，小童還是抽空跟大家一起走。他的睡眠很淺，走路讓他比較快入眠。

梁教授向更年期困擾說拜拜

同樣因走路而解決失眠問題的，還包括梁教授。

梁教授有教書壓力，但每次走完路後覺得很輕鬆、很愉快，就把健走當基本運動。她走了一段時間後發現，**很多人累的時候覺得應該多休息，她反而覺得這時該走路，至少走一個小時，活絡筋骨，反而不累了，可以解除煩惱和疲憊，比「不動」還有效。**

年過五十的梁教授當時處在更年期，同儕說的症狀她原本都有，也曾求助醫生，但醫生開的藥也不靈。這時她的生活起了兩種變化，除了走路，因緣際會之下開始吃素。後來梁教授告訴友人，「飲食」和「運動」讓她的更年期困擾迎刃而解，失眠問題也消失了。

走了五天四夜，鼓舞得乳癌的李妹妹

跟梁教授同屬早期加入走路行列的是開雜貨店的李美玉。某天晚上，她走到孫太太身旁，聊起妹妹得乳癌的事。

她說，妹妹動手術後有好長一段時間都躺著睡，走不出家門，手也逐漸腫了起來，令人擔心。

孫正春說：「叫她過來，我跟她講怎麼走路。」但李美玉說：「我妹妹頭髮掉光了，才不願意出來呢！」

孫正春說：「她不來，那我們過去吧，明天一起去台南看她。」李美玉說好啊。孫正春提高聲音強調：「是『走路』去喔！」她聽了嚇一大跳，「台南耶，善化耶，走路？」她覺得不可思議。

但隨後想想，連外人都這麼熱心了，當姊姊的怎麼能輸？「好吧，要走就走，誰怕誰？」他們還邀了大童的太太游秀玉同行。

那是四月天，氣候溫暖。愛漂亮的李美玉出門都會化妝，她慎重其事地擦防曬油，準備墨鏡和帽子，用頭巾把自己包得緊緊的，只剩一雙眼睛，「怕被別人認出來，因為我是台南人啊！」一行四人一共走了五天四夜，途中還夜宿北港的廟。

第五天走到了新營，李美玉打電話給妹妹，告知此行的目的，妹妹不相信，特地騎摩托車出來。就在麻豆大橋，罹患乳癌且頭髮掉光的妹妹站在橋的一端，當她看到那愛漂亮、怕日曬的姊姊從另一端走過來時，兩顆眼淚簌簌掉下，感動得無法言語。

那是李美玉第一次走這麼遠的路。

在妹妹的家，孫正春趁輕鬆閒聊之際注入健康觀念。他說：「**病人不是每天**

躺著，而是要出來走路。外表會改變，頭髮一定會長出來，但健康不能耽誤。」

當晚鎮上有廟會，他們一起去看。途中，孫正春夫婦淺談走路的好處，「**走路就像現在這樣，很自然地走，跟平常一樣，重點就是一定要走出去，持續不間斷。**」

在妹妹進行化療不到一年之中，李美玉的女兒結婚了；本來不肯出席婚禮的妹妹當天戴著假髮現身，竟然得到比新娘更熱烈的掌聲。

原本悲觀的妹妹變得樂觀了，她漂亮如昔，到處聚餐、出遊、逛街和購物，比姊姊還健康；不但自己勤走，還鼓勵身旁的癌友一起出來走。

民宿主人帶著客人一起走

走路的實質效果讓李美玉不敢小覷。某日近八點時，前來買東西的廖太太正聊得起勁，李美玉卻下逐客令說：「我要出去走路了。」

「啊？走什麼路？」廖太太在好奇之下，也跟著水沙連挖金隊一起走。

那一晚，走了近兩個小時。「我走得雙腿好痛，尤其上坡路段一直喘……」廖太太苦著臉說。但李美玉告訴她，**每天走就不吃力啦**，於是，廖太太不知不覺地成了班底。

逐漸地，廖太太也影響了自酒廠退休的丈夫，他身體不好，一開始覺得自己不行，沒想到越走雙腳越有力，後來變成習慣，非走不可，如果不走還會渾身不舒服哩！

廖家這幾年開起民宿，客人入住時，主人都會說：「晚上有沒有空？我可以帶你們去夜遊喔！」客人覺得主人怎麼這麼好，頻頻道謝。廖太太吐槽說：「是我先生自己想走，拉客人作伴啦！」

夫妻倆走出心得，夏天還到溪頭健走。「我們自己帶飯糰當午餐，在溪頭走三、四個小時，只花十塊錢門票，你說划算不划算？」溪頭平均氣溫十六度，彷彿裝上了冷氣，清涼消暑。園區樹林環繞，碧綠清幽，走在這種優質環境裡，當然划算。

走路增進了親子關係

洪家在二〇〇二年五月才從草屯搬到埔里開汽車修護廠。起初是洪太太跟丈夫輪流，一個人顧店，另一個人跟著「水沙連挖金隊」走；後來誰也不想留下來，乾脆八點一到直接打烊，全家外出走路。

當時路線不固定，才四歲的兒子聰聰會指定路線說：「今天，我們走甘蔗田那條大馬路！」孩子說了算，他說走那兒就走那兒。

洪太太說，**晚上走路等於提供他們一個認識鄰居的機會，同時更增進他們的親子關係**。她和孩子會邊走邊玩成語接龍，有時背誦九九乘法或英文單字，甚至玩繞口令，讓孩子學習咬文嚼字，不至於講話含糊不清。

二〇〇七年，某企業在埔里附近的日月潭舉辦健行，水沙連挖金隊全隊參加，洪太太帶七歲的聰聰去，他竟然能一口氣走完十公里，看來是每日走路訓練出來的體能。

水沙連挖金隊每次上媒體都會提到這位年紀最小的成員，目前上國一的他還記得自己發號施令當指揮官的模樣。小時候覺得很新鮮，長大後看到自己上媒體卻很訝異。同學們也很好奇地問：「你為什麼要走？」「走這要幹嘛？」聰聰無奈地說：「就運動啊，反正在家也很無聊……」但心中很疑慮，「就走路而已啊，會很稀奇嗎？」

隨著日漸繁重的課業，現在聰聰只有週六、週日才走，他覺得走路之後比較不會生病，也藉走路舒緩壓力。

洪家平日都讓孩子自己走路去上學，相較於其他家長開車接送，他們算特別的了。

白天拚經濟，晚上拚健康

另一戶是三代種芭樂的徐家，鄰居稱他們夫妻為「芭樂哥」、「芭樂嫂」。徐太太的名言是：「白天拚經濟，晚上拚健康。」

其實徐家夫婦平日也走路，但只走半小時，後來才加入水沙連挖金隊，「人多熱鬧，定時定點走也比較起勁，現在我們走路的時間是以前的三倍呢！」徐先生說，跟「水沙連」走路的好處就是**不用請假，沒有壓力，大人健康，孩子就沒有後顧之憂了**。

越走，越「便」利

另一個鄰居高太太也有故事。

高家以種茭白筍為業，七十五歲的高仲男算是農業方面的專家；但他平日少喝水，尿也少，晚餐後總要喝一、兩杯高粱，喝完就躺在沙發上，不是看電視就是打瞌睡。高太太有個願望，就是「度」他先生出來走路。

高仲男原本看不起這個簡單的運動，心情不好時，看到太太在外面走路還會罵人。某天晚上他乾脆自己出來瞧瞧，在走的兩個小時內竟然上了三次廁所，高太太非常高興，直說是「奇蹟」。高仲男也覺得意外，連帶排便不順的問題也解決了。

高仲南像找到祕方，**走得很勤快，捨不得中斷**，後來成了第一個跟孫正春夫婦一起打赤腳走路的鄰居。現在高家三代都出來走路，連兩歲的小孫子都一起走。

「水沙連挖金隊」風雨無阻，他們走出健康，培養鄰里間濃厚的感情，而當初報名參加「百萬聚樂步」的活動變得一點都不重要了。

第四章
奇蹟抗癌三部曲
——健康王道動、綠、奶

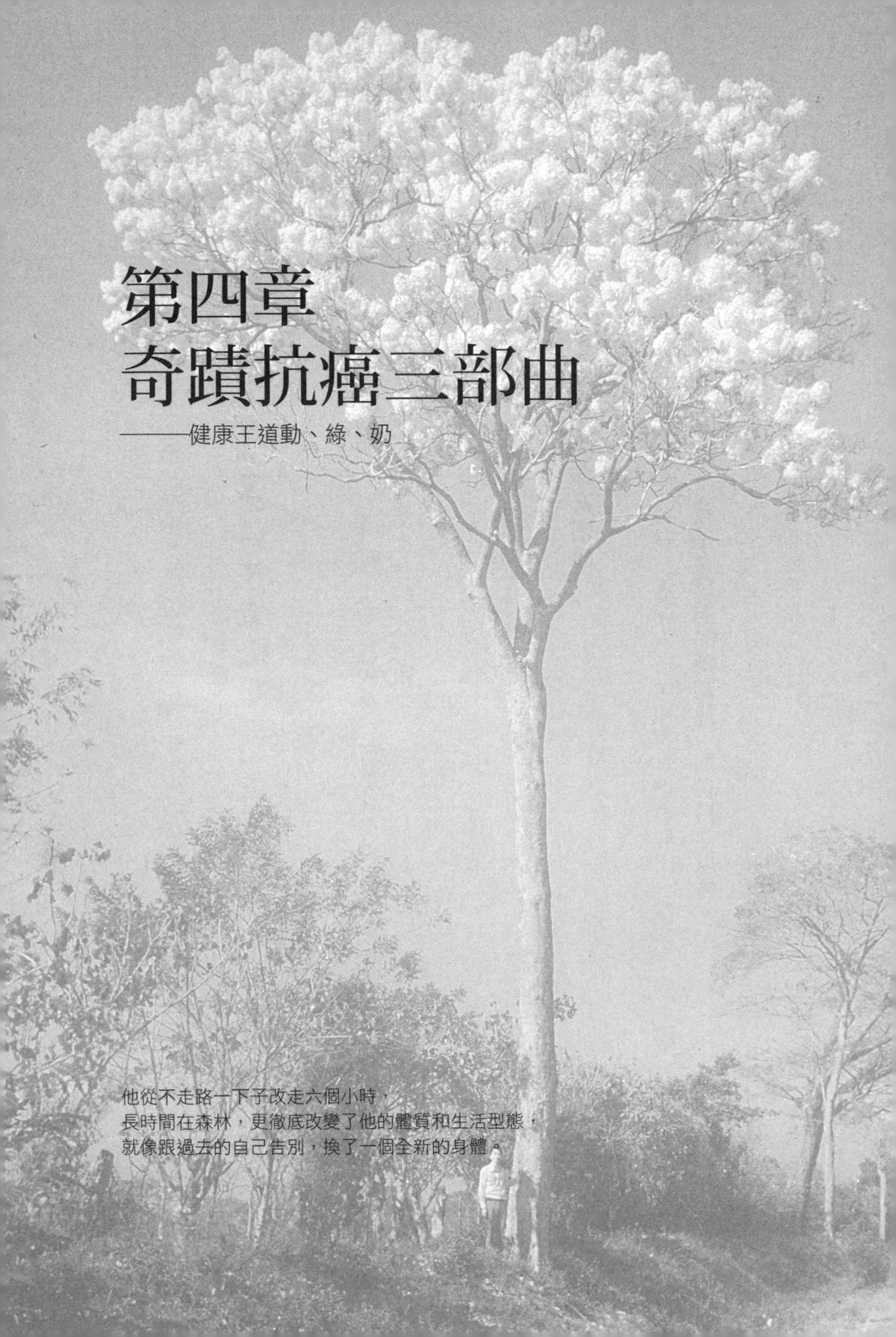

他從不走路一下子改走六個小時，
長時間在森林，更徹底改變了他的體質和生活型態，
就像跟過去的自己告別，換了一個全新的身體。

抗癌三部曲之一：動

所謂「動」，就是有足夠的運動量，而且持之以恆。「走路」就像每天都要吃飯、睡覺一樣，是生命的必需品。

走路是生命必需品

孫正春常被問起「抗癌祕方」，他認真地整理出三個字：動、綠、奶。

所謂「動」，就是有足夠的運動量，而且持之以恆。

孫正春說：「我每天至少走六小時的路，『走路』對我來說就像每天都要吃飯、睡覺一樣，是生命的必需品。」

這幾年孫正春久病成良醫。在他努力走路後，身上的毛病逐一消失，到後來只要不走路就全身不舒服，只要不舒服就趕快外出走路。

不過，運動不是治病的萬靈丹。二〇〇九年，夫妻倆都生病了。

這一年，孫正春的身體起了很大的變化，晚上常掛急診，經醫生診斷得了左肺阻塞性病變（醫學上稱「肺氣腫」）。這是自從民國八十年十月二日得了兩個腫瘤之後最嚴重的打擊。醫生問他有沒有抽菸、有沒有喝酒、有沒有嚼檳榔……他都沒有。他很納悶：「我的生活非常簡單，又這麼努力抗病，怎麼又來了這麼棘手的病？」他一直覺得左肺的不舒服跟背部是連結的，只要背部不舒服，呼吸就有困難，「但我很想大力地吸氣，就是感覺不足，我跟醫生說，我有『呼吸不滿足感』。」

他因背部問題到醫院看診，醫生開的物理治療是「拉脖子」。那是一種機器，拉上去的感覺很舒服，但這種舒緩只維持很短的時間就打回原形。

他深深地認為，自己的病應該是醫療系統沒辦法解決的，「我只好自己想辦法了。」

孫正春的私房病痛舒緩法

1.向上拉：

如果不上醫院，要怎麼舒緩病痛呢？他站到牆前，背靠著牆，挺胸，縮小腹，臀部和後腦勺貼著牆壁，這時頭盡量往上頂，形成向上拉的作用；背部往上的力量來自於肌腱、肩膀、頭部、脖子，經過整體的肌肉運作就可以把體內每一塊脊椎骨拉（撐）開，效果如同「拉脖子」，甚至比在醫院舒服有效。在家也可以採漸進方式，五分鐘、十分鐘……以一天增加一點的方式練習。孫正春認為，疾病來的時候，你得找到相對應的方法，「我是無師自通啦！這些方法都是被病逼出來的。」

2.跪著睡：

除了拉脖子之外，針對背痛睡不著的問題，他想到的方法是「跪著睡」，讓胸部與地面保持懸空，這是模擬「馬」睡覺的靈感。他很多心得來自於「觀察」野生動物和自然植物。

他曾觀察鴨子、鷺鷥睡覺，牠們都是一隻腳睡，他從中得到一個啟示，衍生為四肢「跪著睡」。跪著睡時，為避免身體趴下受傷，底下都鋪有防護的墊被，「其實跪著睡的感覺很舒服。」多少解決了背痛的困擾。

3.敲腳板：

此外，他身體不舒服時，身體會亂抖動，腳也是，這是身體自然的反射動作，由於腳的力道很大，敲到的地方都很痛，但敲完之後感覺很舒服。他不知不覺常溫習這個動作，孫正春後來稱之為「敲腳板」。

敲腳板這方法很簡單：平躺，兩隻腳掌相靠，放鬆成V字型，然後大拇趾互相敲擊。隨著年紀增長，「敲腳板」後來居上，成為與「走路」同等級的運動，他說：「如果有一天我們老得走不動，該怎麼辦？也許敲腳板是一個很好的選擇。」梁教授有一次不小心跌成「掰咖」，無法走，想起孫正春教的「敲腳板」，就躺在家裡做，覺得效果很好哩！

孫正春是「漸進主義者」，他說：「任何運動都是從當天開始，你一天只要敲一下，第二天再敲一下，每天都比前一天多一下就可以了。」

孫太太一起走路抗病

同一年，孫太太也生病了，她到醫院被檢查出有肺腫瘤。

孫太太的二姊五十三歲時因肺癌去世，二姊的兒子和三姊也都因肺癌去世。三姊病逝後，她的主治醫生懷疑她們家有家族遺傳，希望其他兄弟姊妹都到醫院做肺癌篩檢，於是她也做檢查；結果肺部出現黑色陰影，醫生研判是肺腫瘤。

但孫太太一點也不慌張，兒子勸她：「**接受醫院治療後，要繼續跟著爸爸走路喔！**」出院後，她更勤奮地跟著丈夫走路。飲食方面也改了，「我大概一天吃兩斤的青菜（以A菜為主）和優格。」

半年後回醫院複診，孫太太的肺腫瘤沒有擴散也沒有其他異樣，狀況很好，她定期追蹤檢查，醫生說是「鈣化」，於是她按自己方式：走路、吃青菜、吃優格，目前都沒問題。她說：「**我每天走路抗病非常快樂，把『疾病』變成『朋友』了。**」

抗癌三部曲之二：綠

所謂「綠」，是指多接觸綠色山林，以及吃無污染的綠色食物。在清新的空氣中散步，靜下心來，就可以感覺大自然在和我們交流。

歡迎光臨「山上的家」

所謂「綠」，是指多接觸綠色山林，以及吃無污染的綠色食物。

這一天，孫正春開車載著太太在山間小徑行進，沿路一片寂靜，偶爾有其他車輛擦身而過，他都搖下車窗跟對方打招呼；這些人幾乎都是蓮華池的導覽員，穿著墨綠色的志工裝扮。

「要去哪裡？」

「山上的家。」

「哈，你那個『家』好啊，好山好水。」

「有空過來坐坐。」

「好，好……」

山上的家沒有門牌、沒有地址，
但在地人都知道在那裡。

這是夏季的某個非假日，時間接近傍晚。孫正春把車開到家門前的樹蔭下，夫妻倆分別「勞動」起來。

孫正春割草、孫太太拔菜，四周充滿著風吹、鳥叫、蟲鳴的聲音。

其實這是孫正春和四哥合購的一座森林。

自從罹患腫瘤後，他和四哥就在蓮華池海拔六六〇公尺處，一起買

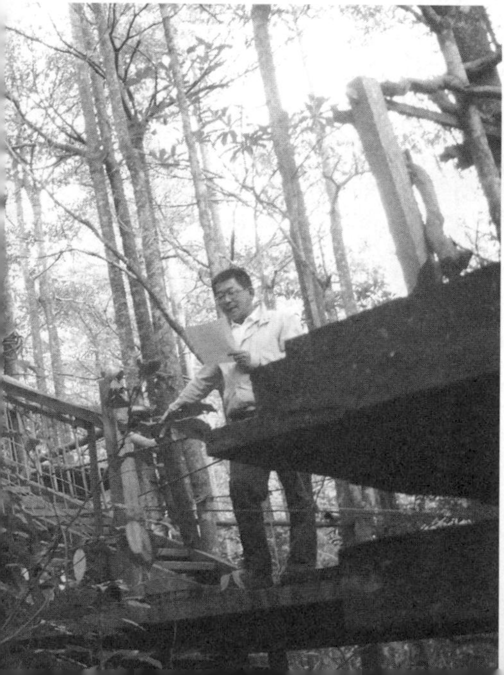

在山上的家辦一場天然森林饗宴，涼風、清樂，身心舒爽，正是「綠」的最佳詮釋。

一塊三千平方公尺的地，並到嘉義買了上千株十公分長的苗（一株六塊錢，一般人叫「黑板樹」，孫正春稱為「無心樹」），夫妻倆加上一位親戚，在這一塊荒蕪未經耕作的地，以前後左右各間距兩公尺的標準植物工法種植。栽種後，由於草長得快，兩個多月就蓋住苗，所以得隨時鋤草、切蔓……

六年後成林，形成森林生態。

無心樹長的氣勢和規模龐大，外型有層次感，另外「固碳效應」也最大，就是空氣中的二氧化碳會被它吸收並固定在體內。孫正春發現幾乎每個縣市的行道樹和庭園規畫都選擇種無心樹。

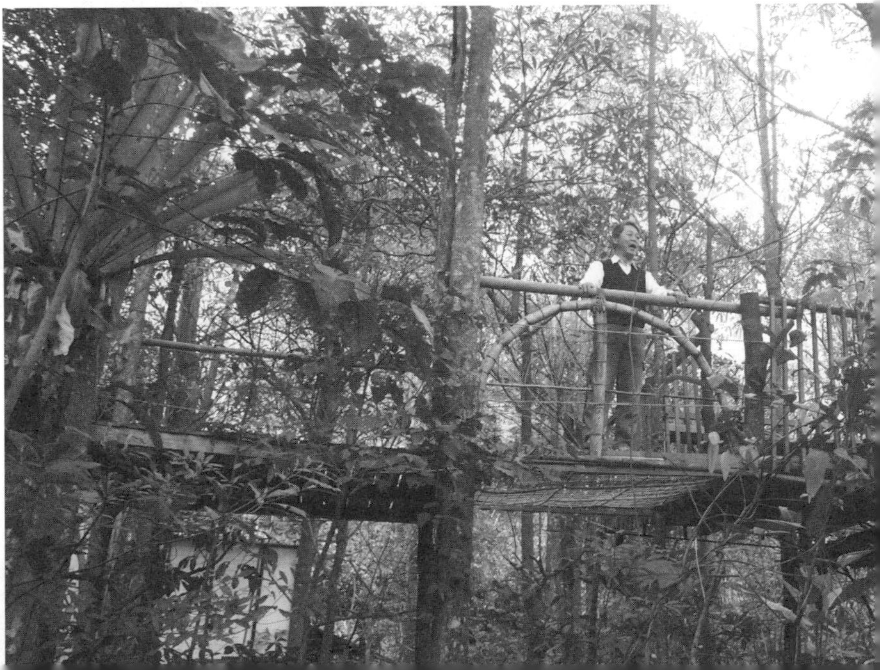

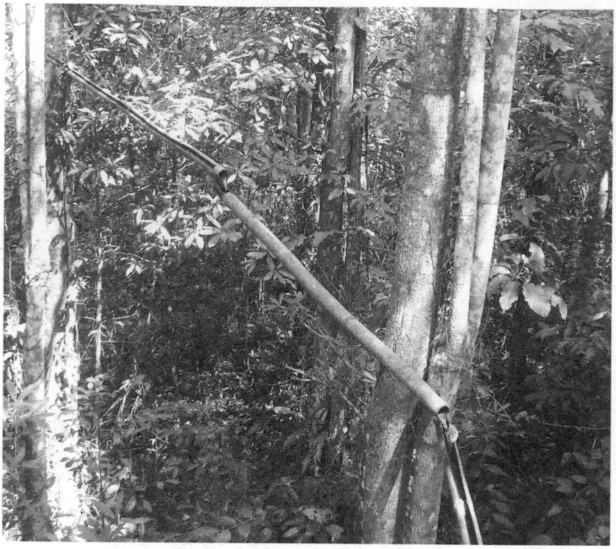

架竹管引森林水到樹屋，就是最天然的飲水來源。

最天然的森林客廳

成林後，他直接用樹幹當柱子，利用樹與樹的距離搭建一座牢固的平台，他稱為「生態觀察台」。若有訪客，這裡就是最棒的「森林客廳」，喝著隨手摘來的香楠樹葉泡的茶，泡茶的水是經森林淨化過的自然水，**不用視聽設備，隨時聽得到清脆的鳥叫蟲鳴，彷彿自然合奏的交響曲**，「這種平靜舒服的感覺很難說給人聽。」

很多朋友來都覺得很奇妙，張大嘴不敢置信地問：「啊，這就是你的森林？」

另外，他也仿古人伏羲氏「架木為巢」的概念築巢而居，在旁邊蓋一間只有六坪大的房間，享受森林舒活的方式，作家陳若曦就來住過。

他們還利用這一片森林旁邊的空地種青菜，用非常純淨的森林水灌溉蔬菜，吃得最安心，「我認為最安全的蔬菜就是森林裡的綠色植物，因為森林裡的污染源最少，雖然下雨也帶酸雨，但樹林可以過濾、分解酸雨的某些成分，仍是最純淨的。」

孫正春花很少的錢，就擁有這麼一片陰涼的、美麗的、翠綠的、多樣化的樹林，他說：「要打造一座森林很簡單，一點都不難！」

做「樹瑜伽」，與樹交流

每天晨曦或黃昏，在森林空氣最清新、氧氣最充足的時刻，孫正春習慣和太太赤腳在這兒散步一、兩個小時。這一條都是「土路」，他特別喜歡走這種碎石頭，裡面埋伏了很多約三、四公分大的石頭，「走起來常有無預警的刺激感，一剎那間會痛，我喜歡那個痛覺，心裡不自覺響起一個聲音：『嗯，不錯！』」

孫太太則從瑜伽學習一招**清腦醒神的「樹瑜伽」**：找棵舒服可靠的大樹，背稍微貼近樹幹、閉目站好，然後雙手的掌根處併起，像托物般掌心朝上，雙腳併攏，讓身體往上拉長伸挺，感覺在吸收樹的靈氣、釋放身體污濁之氣。

或者**「抱樹」**：雙手輕輕貼近樹幹兩側，手心的熱空氣會和樹身的清涼氣息互動。她說：**「靜下心來，就可以感覺樹在和我們交流。」**

孫太太因學瑜伽的關係，身材曼妙；而身旁不重視外表、不修邊幅的丈夫看起來則比實際年齡蒼老。他們力行簡樸生活，極少買新衣，穿的多是參加活動留下來的團體制服，由於活動結束後很少人穿，反倒成為他們的「情侶裝」了。

有一次，夫妻倆散步經過茶園，突然背後冒出一個八十幾歲的老婆婆，對著年過六十的孫正春喊：「阿伯、阿伯……」他尷尬地回頭說：「阿婆您好啊，什麼事？」他忘記老婆婆說什麼了，倒是孫太太在一旁哈哈大笑。

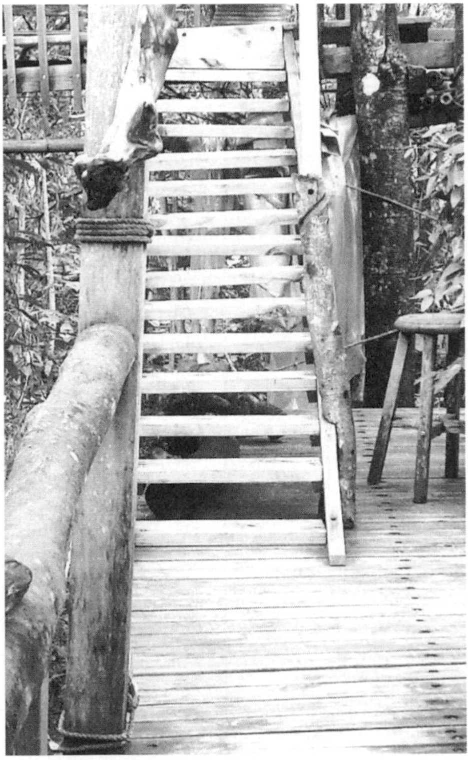

朋友來訪，抱怨樹屋的階梯做得太窄、太小，太難走了。
孫正春希望習慣了忙碌的都市人，
學著走慢一點，走小步一些，人生的腳步，來這裡調整。

抗癌三部曲之三：奶

所謂「奶」是指酸奶，多吃優格的意思。印度瑜伽大師不但教他優格自製法，並且表示，做瑜伽和吃優格可以改善體質。

與瑜伽大師邂逅，影響一生

所謂「奶」是指酸奶，多吃優格的意思。

孫正春在台大念研究所期間，發生一件影響他一生的事。

台大學生活動中心旁有個餐廳，學生進進出出的，不是看旁邊放的報章雜誌就是買東西吃，好不熱鬧。他也常去活動中心，有一天，剛好看到一群學生靜靜地聽演講；那是一個開放式的廣場，隨時歡迎學生旁聽，他便好奇地湊過去。

原來學校邀請印度阿南達瑪迦社的瑜伽大師談「瑜伽體位法」。

這位大師身穿橘紅色長袍、戴橘紅色帽子，長得高高瘦瘦的，令人印象深刻。翻譯說他大部分時間都雲遊世界，在台灣時間有限，意即聽到大師的演講誠屬難得。

演講結束後，大師開放現場提問。孫正春便舉手，敘述自幼罹患的「膏肓病」和長年受背痛所苦的困擾，並且問：「請問你覺得有什麼方法可以解決我的問題？」

透過翻譯，大師講了一些運動的重要性，跟他當時正努力「走路」的方法不謀而合。孫正春很滿意這答案，當場邀請瑜伽大師到埔里作客，沒想到他真的答應了。

瑜伽大師到埔里，只教他們兩件事情：一是瑜伽（包括靜坐），二是優格的製作方法。

他認為**做瑜伽和吃優格（酸奶）可以改善體質**，並建議孫正春夫婦：「你們試試看！」

美味優格電鍋自製法

1.用具：先準備一個有蓋子的不鏽鋼鍋子。

2.做法：

❶在鍋內放三碗溫水（攝氏二十八度至三十五度C）、一碗奶粉（水與奶粉的比例為三：一）。❷用打蛋器，沿著鍋邊「打」一百下（所謂的「打」就是以同方向均勻攪拌）。❸倒入一小瓶市售優酪乳，一起攪拌。❹放進電鍋，外鍋加一碗滾燙的熱水。❺蓋起鍋蓋，不插電（電鍋也可以用燜燒鍋或保溫杯替代）。❻隔天凝固，即可食用。

3.備註：

❶保留一碗，當作下一次製作優格的「菌種」。

❷建議晚上做，隔天早上吃，吃過隨即蓋上鍋蓋，放進冰箱。

❸孫太太照大師的方法學做優格，一做就成功！雖然往後曾有失敗的經驗，例如放進電鍋隔天並未成型，但機率很低就是了。

爸爸，我們家的食物變得好奇怪！

剛開始，孫正春並不喜歡優格的味道，總覺得跟廚餘還有發酸食物沒兩樣。但大師會這麼說一定有他的道理，他只好捏著鼻子勉強地吃，吃了幾次之後就接受了。

孫正春有時吃了優格會脹氣，只要脹氣，他就運動，脹氣的問題就沒了。所以他認為，**走路讓腸子的機能變強，吃優格和走路兩者相得益彰。**

孫正春夫婦每天按三餐吃優格，每餐吃一碗，一天吃三碗。他們吃，也讓孩子吃。家裡的飲食一夕之間改變，讓兒子很訝異，「啊！我們家的食物怎麼突然變得好奇怪？」避之唯恐不及。

為了增加孩子吃優格的誘因，孫太太會將優格淋在葡萄乾或水果上，或者做造型，例如用葡萄乾做眼睛，苜蓿芽做頭髮；另外，在接兒子下課時，會買帶甜味的市售優酪乳給他喝，讓他慢慢地習慣乳酸菌的味道。倒是女兒還滿喜歡的，她懂得變通，如果覺得媽媽做的優格太酸就自己加點蜂蜜。頓時，**優格配綠色生菜成為全家主要的食物。**

後來兩個孩子都曾短暫到國外遊學，他們也很快適應了國外的飲食。

至於家裡的綠色蔬菜都是生食，因為**蔬菜經過燉煮會流失維生素，所以生吃是好方法。**

其實所有的青菜都可以生吃或做成生菜沙拉，只不過很多青菜有澀味，**萵苣和高麗菜則是比較適合生吃或當生菜沙拉的菜種。**

他們的吃法在講求養生的現代社會並不稀奇，但在民國八十年算是罕見的。

堅持到底：博士兒解讀老爸病情

他在開始長途走路的一百天內腫瘤消失了，心跳正常了，很多人看到成效出現就停止；他非但沒有鬆懈，反而更堅持走下去，直到現在，持續二十幾年。

不問成績，只問有沒有運動

孫正春的兒子孫羽佑擁有「神經科學」博士學位，目前在美國喬治亞州的一家醫學中心從事腦神經科學研究工作。孫正春說，若他對兒子有什麼正面的影響，就是把「動、綠、奶」的架構複製到他身上；而羽佑覺得，爸爸從走路過程中所展現的「毅力」深深地影響著他。

孫正春在兒子還念小學時採高壓教育，每天問成績：「今天考得怎樣？」「數學考幾分？」兒子念國中時，他得了腫瘤，在抗癌過程中體會到健康的重要，對兒子的態度也有一百八十度轉變，後來都問：「今天有沒有運動？」

他給兒子的觀念是「**每個人都要有固定的**、**屬於自己的運動**，不一定是走路」。羽佑有課業壓力，無法花長時間走路，他找到適合自己的室內運動是仰臥起坐、伏地挺身加敲腳板，這三項運動分別訓練胸部、腹部和腳底，算是為自己

從關心「數學考幾分」變成「有沒有運動」，孫正春人生觀的改變，給了全家人正向的影響。

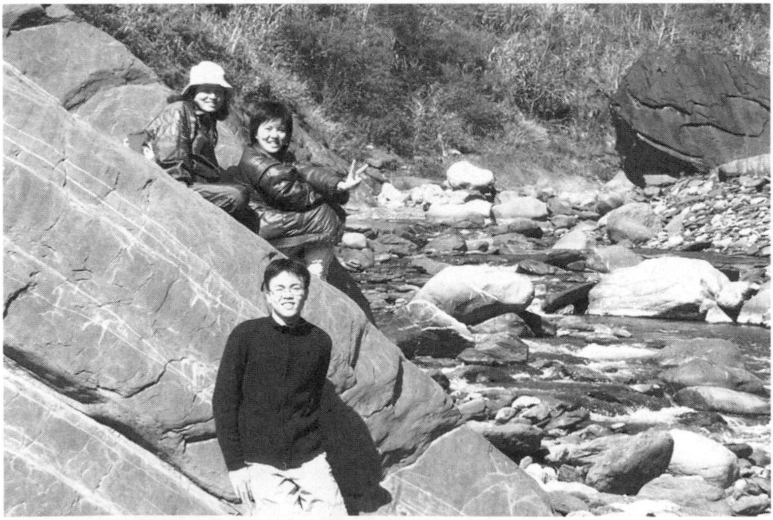

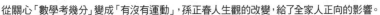

設計的一整套運動系統。他每天固定做仰臥起坐一百下、伏地挺身一百下，還有次數不等的敲腳板，這三項運動只要十分鐘就好，「我喜歡在最短的時間內達到最快的效果，也最及時消耗熱量。」

至於其他的運動如籃球、跑步則穿插其中，在運動的過程中讓身心獲得調節。他特別解釋，伏地挺身（或擴胸）的運動量集中在八卦的位置，那是保護範圍之內的重要器官，可讓五臟六腑一起動，就是一般人說的「開八卦」，使血液循環通暢。

羽佑從高中開始就非常重視運動，功課也越來越好，「我現在回想起來是因為身體鍛鍊得很好的緣故，至少運動量比其他同學夠，腦筋越來越清楚。」

動、綠、奶讓人煥然一新

羽佑在台北醫學大學念的是保健營養系，會選這一科跟爸爸生病有關，「因為想進一步瞭解疾病、健康、保健……為自己建立基本的醫學知識。」不過後來興趣稍微轉變，碩士班念基礎醫學研究所。

在醫學院，他曾跟教授談起父親健走一百天甩掉腫瘤的事，教授直說「罕見」。以醫學角度看，生病的第一步一定是看醫生、住院檢查、做病理切片、確定第幾期癌、可以得到百分之多少的治癒率……再和醫生共同合作找出治療方法；第二步才是自我保養。「我爸沒有接受醫生的建議，忽略第一步，直接跳到第二步，我感覺他是『落跑』了。」

羽佑一直強調接受醫學治療的重要性。「我很怕爸爸的故事被神話為『走一百天』就可以『甩掉腫瘤』，絕對不是，而且不會、不對、不正確，我也不贊成這種說法。」

至於為什麼孫正春走路一百天，腫瘤會自然消失？

羽佑說，以「結果論」來看，也許爸爸當時檢查的腫瘤是良性的。

「你可以想像我爸在知道腫瘤之後所做的改變：改吃綠色蔬菜、改喝酸奶，使原本供養癌細胞所需要的養分（如多肉、高鹽、高油）沒了。

「此外，**他從不走路一下子改走六個小時，還有長時間在森林，徹底改變體質和生活型態，等於換了一個全新的身體**，這種改變不能說不大，癌細胞當然不適應，逐漸縮小、不見或被消滅。當他的體內機能被鍛鍊為正常運作，身體自然變好。」

羽佑繼續說：「換言之，**運動、環境、飲食這三種條件配合才讓腫瘤消失。**

這些改變是決絕的，不是一般人能做的——這利基不見得很完善，卻可以被接受。」從這個角度看，「爸爸的做法即便不是正統的方式，其實也有根據。」

羽佑後來聽聞別人解讀孫正春抗癌的方法叫「細胞飢餓法」，他覺得這五個字容易遭到誤解，「其實我爸比較類似『系統重建』，改變原本過度依賴的飲食（例如大魚大肉），回歸正常人體所需較清淡的飲食，使所有條件全部回歸（身心靈）最原始狀態。這麼一來，身體的循環系統、免疫功能各個都增強，整體狀況變好就比較不會有慢性病纏身，多少抑制了癌細胞的增長。」

另外，「如果是癌症病患，化療時的確需要足夠的白血球才行，那麼化療前的健走真的可以增加免疫力；而手術或化療後培養好的生活習慣，例如固定的運動，也是不錯的保養方式。」

除了腫瘤不見了之外，其餘的十六種疾病因為積極運動使整個血路循環暢通，只要暢通，就會改善身體其他部位的問題，例如心跳過快等，都同時獲得改善了。這又是運動（動）、吃綠色食物（綠）、喝奶類製品（奶）三方同時進行所造成的好結果。

抗病成功的關鍵：堅持「走」下去

不過，羽佑倒從父親抗病的過程得到另一種啟發，「我覺得爸爸會抗癌成功，關鍵在於『堅持到底』。**他的確在開始長途走路的一百天內腫瘤消失了，心跳正常了，很多人看到成效出現就停止；但他非但沒有鬆懈，反而更堅持走下去，直到現在，持續二十幾年。**」這種永不放棄的精神，深深地影響他。

羽佑的研究所念了九年，實驗室的工作枯燥乏味，同樣的研究需要一再重複，常常屢敗屢戰，很多人都快崩潰了，「這時爸爸堅毅的形象就會浮現，他一天走超過六小時的路，即使遇到困難仍勇往直前，他歷經這麼多險峻都走過來了，我這點挫折算什麼？」這是精神上的啟發。

另外，依科學角度看，運動的確可以刺激大腦產生所謂的「腦內啡」（endorphin），改善心情，提升工作效率，這也是正向的結果。

各方來請益：越病越要動

疾病的療養要「身、心、靈」三管齊下。身是指「動、緣、奶」。心，簡單說就是不要有煩惱。靈，是做讓心靈感到愉悅的事。

無論如何都要站起來，走出去

孫正春「走路抗腫瘤」的故事在鄉里間傳了開來。

某日，草屯養生協會理事長找上他，說：「我有個朋友生了很重的病，目前住草屯，想來找你聊一聊，好嗎？」

孫正春對於生病的人都願意傾囊相助，「既然他生病了，那我走到草屯去找他吧！」理事長很訝異，「走」到草屯？「沒錯，走路對我來說沒問題。」他是常找機會走路的人，這一趟走了六個多小時，雙方終於見到面。

這朋友蜷縮在沙發上，看起來瘦弱無力，神情透露著無奈。孫正春定定地看著他，感覺很面熟，「啊，是你喔？」原來這個人一年多前找過孫正春，當時也找了另外一個朋友，結果決定在朋友那兒住下來。在一年多前那短暫的交談中，孫正春覺得這個人的想法一直在改變，拿不定主意。

一年後再見面，他的狀況更糟，而且無法走路了。

孫正春告訴他：「你一定要站起來，如果站不起來大概就沒希望了。」同時轉告旁邊的太太：「如果你先生能站起來，一定要讓他走路，一天走一點，每天加一點，從這個方向鍛鍊身體。」在當下，夫妻倆都接受了孫正春**「站起來」**、**「走出去」**的建議。

但幾天後，他太太打電話來說：「我先生太苦了，他從家門口走到田埂，不到五十步，心跳、呼吸都無法運作，幾乎要死掉，我們想放棄，算了。」沒多久，這個人就往生了。「我講這個例子的意思是，**當你治病的方向拿捏不定，意志不堅，是很難成功的。**」

從一滴優格開始，癌末病患奮力一搏

也許「走路抗病」的觀念新穎，前來求助的人很多，孫正春印象最深的是來自高雄的一位工程師徐昆霖。那段時間，孫正春正好住在山上岳母的家，一邊上班，一邊寫碩士論文。

徐昆霖的姊夫是埔里人，當天由姊夫抱他來。他身材瘦小，體重很輕，聽說以前壯碩魁梧，現在卻只剩下皮包骨了。當時他已是直腸癌末期病患，直腸已切除，身上裝的是人工肛門，幾乎全省名醫都看遍，甚至一帖十萬多元的藥也買，但都沒效。他一直找角落蹲著，簌簌發抖，約十分鐘痛一次，痛到雙手環抱彎曲的身體，可能只有這個姿勢才能減緩身上的疼痛。

孫正春第一眼看到他直覺差不多了，而徐昆霖也說自己沒希望，無法正常生活，夫妻倆都很絕望。當時孫正春才剛剛穩住病情，不是什麼人物，而走往岳母家的路崎嶇難行，對於徐昆霖會找上他，心裡覺得他太看得起自己了。

徐昆霖寸步難行，不能進食，只要一吃東西就會從人工肛門噴出來。但他總得吃點什麼，孫正春建議他吃優格，說：「你試試看，**用漸進式的方式，『一滴』就好。**」徐昆霖真的只吃「一滴」，好久好久才吃第二滴，沒想到他的身體就吸收了那「一點一滴」的優格，也可能量少的緣故，但極有可能對他的正常細胞幫助很大也說不定。

漸漸地，他從「一滴」進步到「一湯匙」，表示他的腸道可以接受優格，孫正春猜測——優格可能救得了他。

孫正春進一步說：「你不能老是窩著，你要站起來，然後走出去。」

他太太搖搖頭說：「他連爬都不能了，還走路？」

孫正春說：「你下來爬也要爬啊！」

由於徐昆霖說已經沒地方去了，孫正春只好挪出一個房間讓他住，那個房間有三面牆都擺書，以醫學類為大宗，「我上班不在家，你可以自己找書看。」

若干天後，孫正春鼓勵他說：「你站起來好嗎？試試看。」徐昆霖點頭表示願意一試。他竭盡所能地撐住自己的身體，全身發抖，不斷冒汗，那是非常專注的求生意志，「我感覺他把自己寄託在『站起來』這個動作上。」在場的人都把焦點放在他的一舉一動，當徐昆霖站起來那一剎那，大家都嚇了一大跳，因為他的狀況根本不可能站得起來。孫正春說，能夠對抗癌細胞的只有免疫細胞，能激發免疫細胞則需要很強的意志力，「我覺得他當是『最後一搏』了。」

雖然徐昆霖站起來的時間很短，沒多久還是坐下去，但強烈的意志力顯露無疑。孫正春鼓勵他說：「你既然站得起來，就試著走出去吧！**一步就好，第二天再走一步，慢慢來**，如果走不動，用爬的也行。」

過一陣子，房間門口突然出現一位老先生，原來是徐昆霖的爸爸。老先生出現時，兒子正在地上爬行，原本快要死的孩子居然可以在地上爬，老先生看了老淚縱橫，既悲傷又激動，他跟兒子交談幾句後流著眼淚離去，大概放心了。

大約一個禮拜後，徐昆霖居然可以走約二十步到外面的庭院。**他每天以進步一點點的成績逐漸擴大走路距離**，感覺身體變好了，這種進步的幅度連他自己都驚訝。

徐昆霖的父親到孫正春家拜訪。

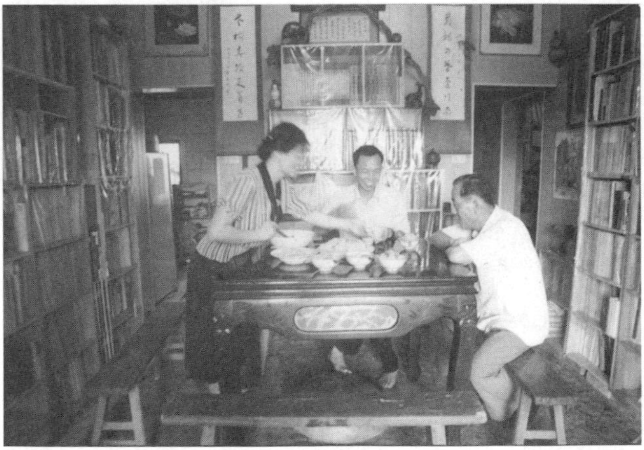

徐昆霖在孫正春山上的家待了三個禮拜，這段時間他可以吃、可以走，甚至最遠走到五公里外的五城派出所。

他帶著健康的身體回到工作崗位上。有一天，孫正春接到徐昆霖的電話，他說：「謝謝你，我現在的工作內容已經調整，不再勞累了。」

孫正春叮嚀他**一定要持續運動，絕不能讓病情復發，還有，「污染的蔬菜不要吃。」**後來徐昆霖索性買塊地自己種菜。

他在那三個禮拜神奇地度過危險期，之後彼此鮮少聯絡，後來得知他病逝是在十幾年以後了。

沒有明天的人，重獲新生

另一個跟徐昆霖類似的例子是台糖的農場主任鄭挺康，他也是癌末病患。

某日，中台禪寺一位師兄剛從印度回來，知道抗癌的孫正春吃優格，特地買一份非常珍貴、不酸也沒有發酵臭味的乳酸菌粉送給他。

隔天，孫正春就接到鄭挺康的電話。

鄭主任是台大畢業的越南華僑，南投一帶有關於越南外籍新娘的糾紛幾乎皆由他出面處理，而且都有好結果，頗受人敬重。

他們是舊識，雖在不同單位，但由於台糖有部分土地森林化，平日有公事往來。鄭主任為人正直，待人客氣，極少談私事，除非不得已，他從不麻煩別人。

這一天，鄭挺康主動打電話給孫正春說，他目前在醫院，是肝癌末期，嚴重到吐膽汁，而醫生給他兩條路：一是留院讓醫生實習，二是回家辦後事。鄭主任說話的語調和口氣是孫正春從未聽聞的，感覺很陌生，卻也很親近。

「你想走哪一條路？」

「想回家。」

「太巧了，昨天才有師兄送我乳酸菌粉，過去吃優格對我的消化系統幫助很大，你的問題看來很嚴重，你馬上辦出院過來，這些給你。」

好久不見，孫正春一看到鄭挺康就知道他生了重病，他的皮膚和眼睛都是黃的，臉頰浮腫。臨走前，孫正春送他一本日本醫生寫的抗癌的書，其中一篇談到「牛奶斷食法」——大意是，連續喝全脂牛奶四到七天，除了水之外，其他食物不能吃，腸子裡的東西會全部拉出來，非常舒服。孫正春說：「我過去曾連喝四天牛奶之後大瀉肚子，你也可以試試看。」

鄭挺康先做這個步驟，大概喝到第七天才瀉肚子，整個身體突然變輕了，體力也慢慢恢復。

接著，他開始吃優格。由於他從小就患有B型肝炎，家裡常吃鹹的醃漬食物，自懂事以來，腳始終腫脹得厲害，他從來沒看過自己的腳踝。沒想到連吃一個禮拜的優格之後，竟然看得到自己的腳踝了！他高興得無法言喻。他還親自到孫家看他們夫妻是否真的三餐吃優格，沒想到果真如此，於是自己也繼續吃下去。

鄭挺康複製了孫正春「動、綠、奶」的生活模式，也開始走路，走沒多久就氣色紅潤，看起來容光煥發。他的辦公室在埔里，經常要去距離約十五公里的大坪頂農場，以前都開車，後來就徹底改為走路，約走三個多小時。有時有問題要請教在蓮華池分所的孫正春，其實一通電話就可以解決的，他也走十幾公里的路，來回六小時，連年紀比他小的孫正春都自嘆不如。

鄭挺康曾一度到了鬼門關，幸好過門而不入，**他格外珍惜得來不易的健康，每日勤於走路，從一個沒有明天的病患，因為走路而多活了十七、八年，**直到二○一三年才過世。

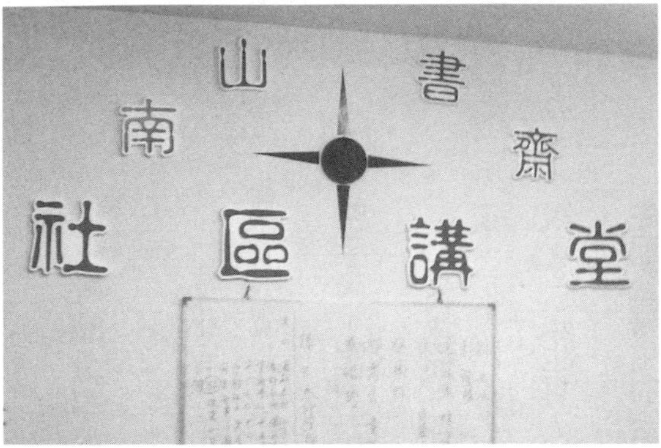

自家開放為「社區講堂」，做助人諮詢中心

孫正春靠走路找回健康的實例，以及協助他人抗癌的故事，吸引了越來越多的人前往諮詢。

孫家原本將一樓租給保險公司，自己住二樓，但隨著相關的報導越來越多，來訪的人也越來越多，有人甚至直接上二樓找他們，孫太太感覺很沒隱私；加上有些人病得很嚴重，根本到不了二樓，後來他們索性將一樓收回，改當「交誼廳」，**雖然少了租金，但能幫助更多的人，他們也很開心。**

另一個例子是到埔里養病的一位罹患乳癌和子宮頸癌的林小姐。

由於過去動手術的經驗不好，讓她元氣大傷，她暗暗決定無論遇到什麼狀況都絕不再開刀；但從西醫轉中醫也沒效。當她得知孫正春靠走路治病時非常感興趣，因為**走路是一項自然的運動，便宜、簡單又沒副作用**，於是結合幾位癌友及家屬一起邀孫正春進行座談，地點就在孫家的一樓客廳。

經驗分享的三原則

孫正春經常參加這種小型分享會。他說：「我願意把個人的體驗講出來，如果有人覺得可以參考就試著做。」不過因為人多，他建立了三個原則：

空手來，空手去

來找孫正春的病友都會問：「你有沒有藥？」其實藥方是公開的，就是「走路」而已，所以他跟前來的人說：「你不用帶禮物來，我也沒東西給你。」他說：「這也具人生啟示，因為人生本來就是空著來空著去。」

先配合醫生的治療，再以走路保養身體

不管中醫或西醫都是正規的醫療系統，如果你有特別的想法可以乘機跟醫生討論；但如果不配合醫生而採用任何祕方，都是冒險的。

全家一起來，因為全家有共識，他才好解釋

他發現很多家庭成員對絕症或重病患的治療看法分歧，彼此認識的醫療系統也不一樣，而且都好心地把自認為有效的祕方提出來，反而讓病患無所適從，甚至引起糾紛。有人無法判斷哪一種方法有效，只好一一嘗試，但身體禁不起一一嘗試。

孫正春說，沒有生病的人不曉得，生病過程總有起伏，即使在良性趨勢的反應中，也會有不舒服的時候；但只要「趨勢」往好的方向前進，就表示恢復健康中。而在劣性趨勢的反應中，也可能某幾天覺得很舒服；但只要「趨勢」往壞的方向前進，即表示健康狀況下降。若病患在陷入起伏的當下做出誤判，就會影響治療成效。「如果是好的循環一定要堅持，大方向抓得穩，才能突破困境。」

他曾遇到一些病患快要好了，但突然有一天可能天氣變冷，或吃了別的東西導致身體不舒服，就在這當下半途而廢，採取另一種治療方法，結果功虧一簣，非常可惜。

孫正春認為他給的「走路」觀念比較健康，容易凝聚共識，這是他對自己的方法有信心的原因。

別小看「動一下」的求生訊號

林小姐在座談會中說，她對自己罹癌感到不可思議，「我看過很多癌友都是因為很不好的生活方式才得癌症，但我自己種菜吃，吃得很簡單，每天曬太陽，有勞動、有宗教信仰，也做靈修……」對於這樣的自己居然會得癌症，她覺得老天太不公平了。

孫正春先建議林小姐去醫院檢查，對她說：「你一定要建立自己的醫療檔案，因為西醫在急救部分還是有必要的；萬一你臨時有狀況，醫院才不會措手不及。」對於她拒絕診療，孫正春覺得很可惜，他說：「你去醫院看診的療程很短，但居家的時間很長，而且大部分是等待，為什麼不將珍貴的時間拿來配合醫生，嘗試有效的治療呢？」

其次，他認為**癌的痊癒一定是「身、心、靈」三管齊下。身是指「動、綠、奶」。心，簡單說就是不要有煩惱。靈，並不一定是宗教信仰，而是做讓心靈感到愉悅的事**，也許你認為自己的能力非常有限，但只要心裡想幫助別人，那麼心靈的境界會不一樣，這是無形的，例如行善（幫助別人、做志工），打從心裡做開心的事。

另外，孫正春強調，癌症病人能活下來靠的是強烈的意志力，不管病人的身體有多糟糕，背一定要挺，不能垮下去，只要能動就要動，動一下也好，「**別小看『動一下』，這是很單純的求生訊號。**」座談會結束後，林小姐表示願意一試。

雙重癌症患者的重生路

接下來這個例子則是近幾年認識的新朋友。

住在台中的陳小姐在二〇〇九年罹患子宮內膜癌第四期，當年才二十八歲的她是業績非常好的汽車銷售員，被業界譽為最亮眼的明日之星。

這個病來得突然，從身體異樣、就診、確診、手術、化療……整個過程時間非常短，而且醫生研判五年存活率只有百分之十。為了做化療，她向公司請了三個月的假，生病後人際關係限縮不少，幾乎沒有社交圈，心情很糟，害怕別人知道她罹癌的事；尤其是直屬上司，因為她熱愛這份工作，深怕公司發現了會強迫她離職。

這段時間她一直悶在家裡，走不出來。一位朋友透過關係介紹她認識孫正春。

通常癌末病患在歷經無數次求診就醫無效後，都會竭力另求解藥，陳小姐也不例外，她非常期待一款「特效藥」解燃眉之急。但碰面後，當孫正春給的藥方是再簡單不過的「走路」時，陳小姐非常訝異。「走路就可以控制病情嗎？」她有疑慮，但眼前的人正因為走路重生，她想，**反正一毛錢也不用花，決定試試。**

然而，一個人走路畢竟孤單。

某日，她出現在孫家門口，徘徊許久，終於鼓起勇氣敲門，應門的是孫太太，她問：「我可以早上跟你一起走路嗎？」孫太太一口答應。接著她客氣地問：「會造成你的困擾嗎？」孫太太說不會。她再加碼問：「晚上可以跟你們社區的人一起走路嗎？」孫太太也說可以。

平穩的步伐，走長遠的路

這段時間，陳小姐借住在埔里的朋友家，每天早上四點半跟夫妻倆一起爬虎頭山。一開始，陳小姐顯得很急躁。孫正春說，剛走路的人都希望走快點，趕快走完，好回家休息，那是因為當時還不喜歡走路，認為走路是件苦差事。爬山也是，很多人爬中心碑都急著趕快爬上去，趕快下來；**但當你走到一個程度，就會曉得什麼樣的方式對你的身體和生理有幫助。**

孫正春也是走路走到後來，才逐漸體會「上坡慢、下坡快」的道理。他換個角度談農夫，農夫從早忙到晚，都是很穩重地、按部就班地一步一步做事，一天、一個月、一年……都不覺得累，「我從中得到啟示，就是**應該以這樣平穩的步伐走長路，不疾不徐。**」

生病後的陳小姐，生活很固定：早上走約一個半小時後開車去台中上班，下班後跟水沙連挖金隊一起夜走，平均一天走三個多小時，「我一直流汗，第一次發現自己的汗真臭耶！」

此外，夫妻倆去武界，還邀她同行。那是南投布農族的一處原始部落，有濁水溪和栗西溪穿越而過，形成山高谷深的地形；由於清晨常有雲海湧現，被譽為「雲的故鄉」。涉水時，孫太太告訴她：「你盡量就好。」那一次讓她的體力有了明顯的突破。

這種改變不可說不大，她以前可是不運動的人呢！不過剛開始體力不好，走不動，很想放棄，有一天她難過地跟媽媽說：「我並不想這麼辛苦地運動，但我想活下來呀！」哭得稀里嘩啦。

每次到醫院複診，醫生照例問：「你最近好嗎？」她總是回答：「我目前很好，但死亡的陰影總是籠罩著我。」

生病不要怕，要跟它共存

後來陳小姐被派至高雄分公司，也脫離與孫夫婦一起運動的行列，改為單打獨鬥。由於病情稍有起色，驗血顯示癌指數下降，她見病情穩住後，走路的時間銳減至一天不到一小時；事業心很重的她並主動接下公司的一個大案子，在職場上又開始拚命了。

幾個月後進行複診，一看結果，癌指數升高了。

很巧，這時孫太太打電話關心陳小姐的病情，勸她：「你一定要請長假養病。」但她很猶豫，因為她從工作上得到很大的成就感。她說：「如果請長假，好像輸了什麼，我不甘心。」但孫正春說：「**你還年輕，人生的路很長。職場可以放棄，但生命不能放棄。**」於是她再度向公司辦理留職停薪，把身體養好後才重返職場。

二〇一三年，陳小姐結婚了。目前她已經安然度過了罹癌後的第五年，昂然邁向第六年，而且找到一位一起運動的好同事，兩人每天走路，病情完全被控制了下來。

孫太太說：「**生病不要怕，跟它共存有什麼不好？**」治療癌症就像減肥一樣，只要有恆心、有毅力，就有機會好轉。

第五章
徒步長征

——腳踏實地創新健走風

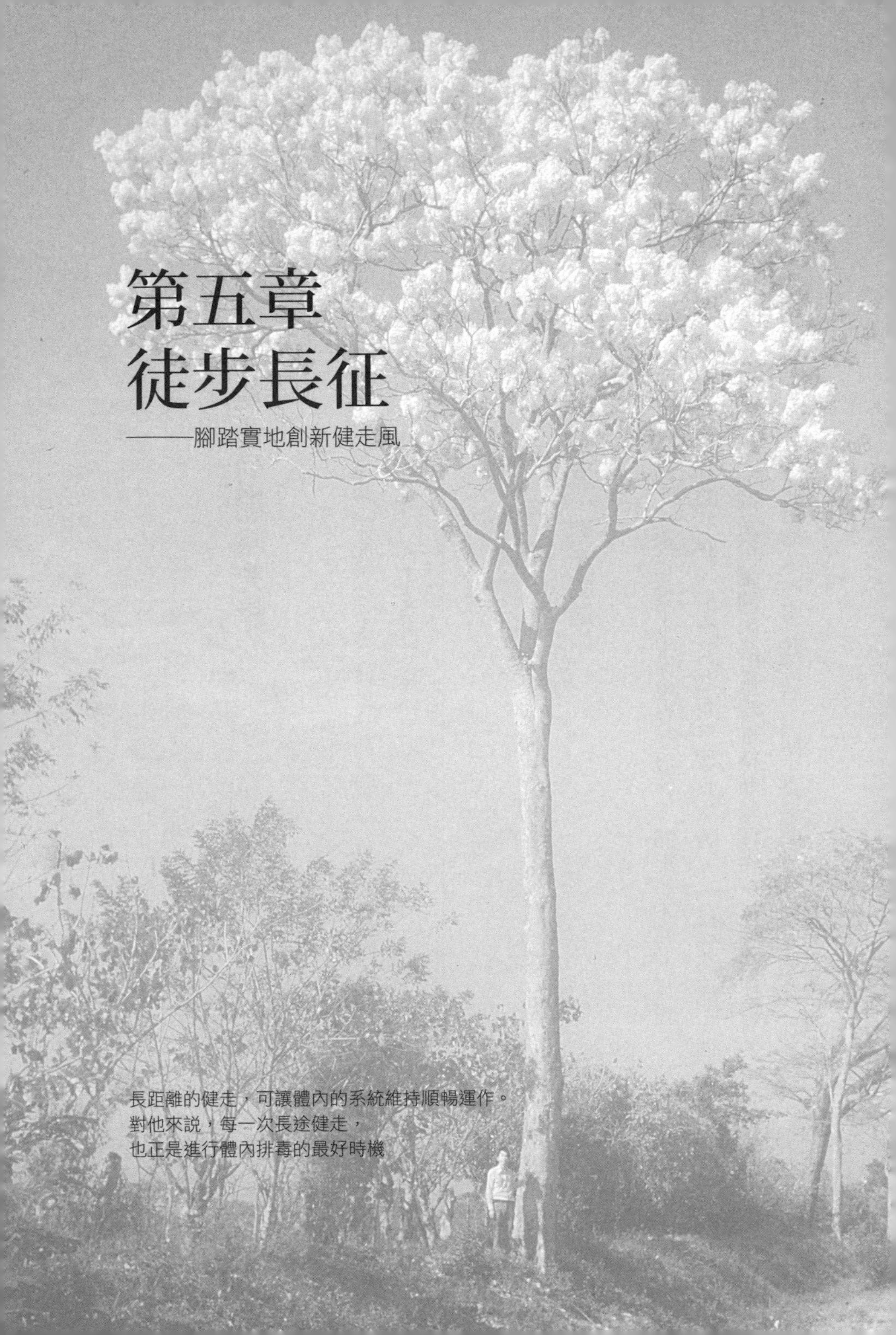

長距離的健走，可讓體內的系統維持順暢運作。
對他來說，每一次長途健走，
也正是進行體內排毒的最好時機

退休健走的開路先鋒

他希望「退休」能被賦予「健康」的涵義。他想當開路先鋒，給大家一種新的啟發——多運動，而不是非吃飯不可。

史上頭一遭，健走慶退休

民國九十二年，孫正春申請優惠專案退休，那年他才五十五歲。

孫正春的身體不好，走路對他而言等於治病，「我分秒都在調適體內的不適。」**長距離的健走可讓體內的系統維持順暢運作，比吃藥還有效。**一旦不走路，他的背部就不舒服，呼吸就困難，而走路是藥方。

他想，退休後就可以專心走路了。

蓮華池分所的特色是，只要有人退休，辦公室的同事都會舉辦歡送會，而所謂的「歡送會」就是「聚餐」，幾乎沒有第二種模式了。但孫正春不喜歡應酬，罹患腫瘤後，他的飲食變得非常清淡，「我每次到餐廳都覺得，唉！身不由己啊！敬酒、寒暄這一類的事我很不習慣，很累人。」

所以當他得知同事們也打算以過去聚餐方式歡送他時，主動提出自己的想法：「我不想要『聚餐』吃飯，改為『健走』怎麼樣？」他說得直白：「我比較喜歡走路。」

他看很多事情的角度跟一般人比較不一樣，但都比較具突破性。他希望「退休」能被賦予「健康」的涵義。他想當開路先鋒，給大家一種新的啟發——**多運動，而不是非吃飯不可**。有了異於聚餐的退休模式後，也許將來會有其他方式取代聚餐，例如：淨灘退休、騎腳踏車退休……等等。

然而，他所屬的單位是一個傳統的地方，尤其偏遠山區，同事們非常期待藉由特殊節日熱鬧一下，增添樂趣，點綴平淡的生活；沒想到他卻提出「退休健行」，同事們一聽覺得好掃興，怨聲載道。

「唉，真是異類！」

「何必呢？用以前的方式就好啦！」

「跟大家一起吃一吃有什麼不好？」

但孫正春很堅持地表示：「如果不是走路，那就不要辦了。」大家雖然心不甘情不願，也只好依他的想法了。

孫正春與大家一起規畫路線。從辦公室對外有三條路，偏北方向的路去埔里，較崎嶇；偏南方向的路去日月潭，路不平；中間靠東的路，可到埔里和日月潭，他們就選中間這一條較平坦的路，「走起來也比較逍遙。」孫正春說。

蓮華池分所全體動員

那天一早，天氣晴朗，萬里無雲，辦公室掛出紅布條「歡送孫正春退休健走活動」。

同事一副登山健走裝扮，穿球鞋、戴太陽帽、戴墨鏡、備水壺……除此之外，還有十餘位導覽志工和埔里社區的夥伴，一行五十餘人。隊伍浩浩蕩蕩地出發，連太陽都熱情參與，好不熱鬧，原本不愛健走的同事突然覺得這樣也很好哩。

這是一場走四公里的健走歡送會，孫正春非常感激同事成全他的美意，「這樣的退休健走應該是空前絕後，其他人不會再辦了，但很有意義。」然而這一趟也是他以「公務員」身分在蓮華池分所走的最後一次了。綠蔭下的溪流、靜謐的森林、滿山遍野的花……一直是他心中最棒的工作環境。

不過，孫正春卻沒有離別的感傷，他感覺不會、也沒有離開蓮華池。他太太就在蓮華池長大，這裡是他們的故鄉，他們隨時會回來；所以沿途也跟同事閒話家常，暢談生態保育、養生之類的話題。

另外，他心裡的一個角落還掛心退休健走拖太久時間，會耽誤往台北的長途健走。

告別公務員生涯的森林茶會

終點站設在澀水社區旁的「森林紅茶店」，他們在那裡舉辦簡單的茶會。九二一大地震後，地方和政府做了很多產業重整，森林紅茶店算是九二一重建的典範。地震之前原本就有紅茶產業，但落寞許久，直到重建之後才重新發揚光大。

森林紅茶店旁邊有茶工廠，店內有甜點、茶和咖啡，為人口不多的山村提供多元豐富的休憩場所；他們請森林紅茶店特別做了紅茶便當，將所有的餐點和飯菜都注入「紅茶」元素。紅茶便當雖然比不上聚餐的大魚大肉，但平常吃不到，十分具有特色。例如便當的飯是用紅茶煮的，所以顏色偏紅；便當的滷蛋也是用紅茶烹煮，至於其他菜色好像有四季豆和肉類；他記得最清楚的是額外用塑膠盒裝的「紅茶果凍」，那是該店最有名的甜點。

大夥在森林紅茶店後面一家富有文化特色的「厝」用餐。孫正春在那兒停留一會兒並一一道別。由於位於台北植物園的林業試驗所總部也要為這一次退休的研究人員舉辦歡送會，所以孫正春匆匆拿了便當就啟程，一樣赤腳徒步走到台北。

孫正春在蓮華池分所當研究員的幾十年公務員生涯，在此正式畫下句點。

夫婦倆離開澀水社區，路經埔里時，特地繞到采風協會的會長家，過去會長與孫正春夫婦共同參與過很多活動，對方熱情拿出點心和好茶，大夥聊了好一陣子。孫正春臨走前，會長送給他一個紅包，裡面裝有六百六十元，祝福他「六六大順」之意。

走五天到台北參加退休聚會

由於在朋友家作客耽誤了進度，所以當晚他們直接搭車到台中火車站附近的旅社過夜，次日開始往北走。

從這一天開始，行程規畫共五天。

那是七月盛夏時，天氣燠熱，兩人戴著斗笠，赤腳走在滾燙的省道三號上，行進的速度比以往快。

走到通霄時，有一輛車搖下車窗向他們招手，原來是長官漆陸忠，他剛好要回台北，但他瞭解他們，所以只是招招手而已，完全不問「要不要搭便車」，便揚長而去，留下他們繼續走。

在苗栗之後，路經將軍牌牛奶工廠，廠裡的人對於夫妻倆的裝扮很好奇，上前詢問：「你們是做什麼的？為什麼這樣？」孫正春談笑風生地回答：「我們在走路啊，要走到台北。」「台北喔？那要走多遠？」孫正春回說：「哈，我常這樣走啊！」工廠大門口的警衛二話不說，馬上拿牛奶送給他們。

往北走到楊梅的途中，經過一處火龍果園，那時正是盛產期，他們停下腳步要買。果農一樣好奇他們是怎麼了；一經解釋，農夫不但不收錢，還送他們一大包火龍果當旅途補給品，大概是跟送將軍牌牛奶的人一樣，覺得他們精神可佩，值得嘉許吧！是啊，**現在環島健走已經不稀奇，但十幾年前很罕見呢！而且還是一對年過半百的夫妻。**

萬華是這趟行程的倒數第二站，而且龍山寺就在附近，他們也想順道進廟裡拜拜。不過當天有個特殊活動，現場有管制，入口的管理人員打量他們的裝扮後說：「進來的人要『服裝整齊』，你們這樣可能不方便喔！」兩人不但打赤腳，還滿身大汗，的確不符合「服裝整齊」的規定，只好作罷。

林業試驗所總所在植物園，他們算好時間，如期趕上團體退休聚會，在場的人知道夫婦倆是從埔里走到台北，都驚訝不已。

晨光下的足跡

走路很簡單，就是走出去而已，把自己交給雙腳，慢慢走，不要想太多，重點是持之以恆，只要心不趕，就不會累。

遇見志同道合的夥伴

孫正春夫婦除非有特殊狀況，不然都會到台北參加每年的「元旦健走」。元旦健走是輕鬆的健行活動，在這團體中可以遇到很多志同道合的夥伴。不過對孫正春來說，最大的意義是從活動中學會了「擁抱」。

他不習慣跟別人擁抱，但很多健走的朋友喜歡擁抱，所以他們常主動張開雙臂把孫正春擁在懷裡；隨著參加健走的次數越來越多，擁抱成了見面禮。

「大家一見面就互相擁抱，說著：『好久不見！』『你好嗎？』我以前是不跟人家擁抱的，會覺得不好意思啊；但他們覺得擁抱是一種禮貌，這是很難得的學習。」

尤其後來他也參加國際健走，遇到外籍朋友自然而然就擁抱在一起了。他說：「擁抱是親切的、溫馨的，抱的人和被抱的人感覺都很好。」

心不趕，就不會累

元旦健走的行程不長（以孫正春夫婦的標準），兩人的重點是在參加元旦健走之前，從其他縣市走到台北的「長途跋涉」，孫正春都會事先做規畫。

在距離的測量上，他是以地圖的比例尺算出實際公里數，由於工作內容之一便是「測量」，所以用比例尺算距離他可是專家呢！他有各種地圖，全省或單一縣市的都有。

例如：有張地圖的比例尺為1：45,000，地圖上一公分的距離，代表四萬五千公分，也就是四百五十公尺，意即縮圖上的一小格代表四百五十公尺，以此類推。甚至有些地圖直接載明從哪裡到哪裡是幾公里。

某一年，他們從新竹趕赴參加在淡水舉辦的元旦健走，從新竹到淡水不到八十公里，而他們平均一天可走至少四十五公里的行程，估算兩天即可。

很多人覺得四十五公里很長，但孫正春曾參加在北海岸舉行的國際健行活動，挑戰一天五十公里。該活動設定從早上七點開始到下午四點結束，只要在這段時間範圍內出發並抵達終點者，都算挑戰成功。那一次的活動對孫正春來說當然遊刃有餘，所以他以此為例，說：「我一天其實可以走五十公里，如果不是參加活動，我可以提早為六點出發，晚上九點到達目的地，因為時間掌握在自己手裡。」

孫正春分析走長路的時間控管說：「我們走長路，吃是很簡單的事，三餐最多最多兩小時好了，我的睡眠也不長，最長最長算六小時，如果加上到當地逛的時間最久最久兩小時，我已經把時間拉到最極限囉，那麼一天二十四小時扣掉以上的十個鐘頭，還有十四個小時可以走路，如果速度定在一小時走四公里半，一天可以走六十三公里，絕對不只走五十公里的路。」

他強調，在長途健走估算時間時，他從不擔心走幾天、距離有多長，「時間拉長，速度就不用快，就可以從容走長路。」**很多人問他：「走這麼長、這麼久的路，不累嗎？」他說：「只要心不趕，就不會累。」**這意思是，不用趕路，慢慢來。例如計畫五天走完的，可以拉長為七天。

他補充說：「**其實走路很簡單，就是走出去而已，把自己交給雙腳，慢慢走，不要想太多，重點是持之以恆。**」

至於長途健走的食衣住行都採用最簡單的方式，像衣服前一天洗完後，隔天就綁在背包上曬太陽；住以廟宇為主，吃的食物有時也可從便利商店購買。

把元旦健走當朝聖

孫正春每一次安排的**長途健走都是以健康為主，藉機進行體內排毒**，所以他每年都把元旦健走當作一個「朝聖」的活動，而且是以步行方式。在淡水辦的那一次，他是從新竹出發；但當天凌晨，屋外施放煙火，慶祝元旦，他們為了健走而從早上四點多便起來掃鞭炮，留下深刻的印象。

從宜蘭到台北參加的元旦健走，則是「翻山越嶺」而來。

夫婦倆從礁溪的跑馬古道走到山頂接九彎十八拐，路雖然陡，但沒有任何干擾，可以鳥瞰宜蘭平原，風景漂亮，那也是金面山的最高處，之後的路呈平緩下坡，往坪林方向，這時已經靠近翡翠水庫了。

孫正春的妹妹嫁到坪林，妹婿的老家在茶區，現在已經不住那裡了，但老家還在，孫正春夫婦便借住一宿。

走路時經過的無名山洞，自然開闊，令人感到無比自由自在。

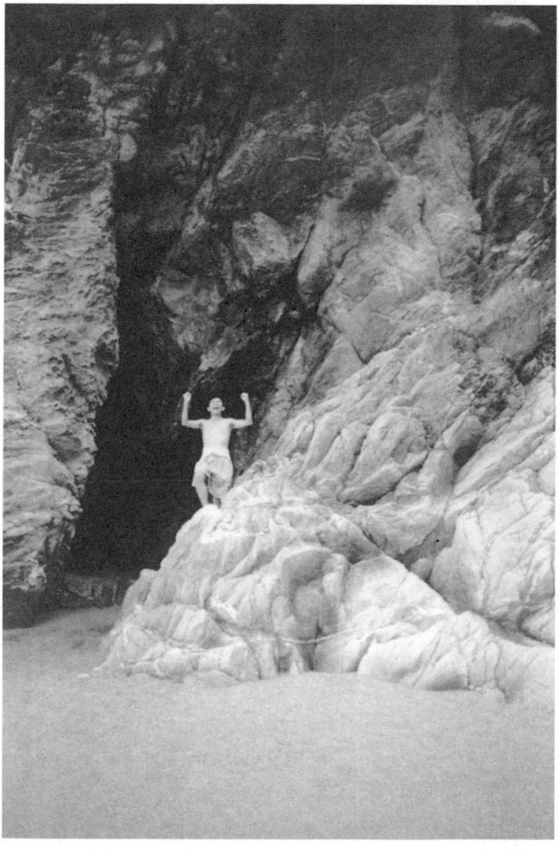

走進義大利，走向全世界

那麼多人風靡健走是有原因的，即使並非專業選手級，只是這樣放慢人生步調，用原始雙足禮讚自然的美好，是種多麼簡單的幸福。

兒子送大禮

二〇一〇年是孫正春夫婦結婚三十七週年，孝順的兒子知道父母喜歡健走，送出的禮物是讓他們參加九月十一日和十二日在義大利舉辦的國際健走。夫妻倆說：「兒子隨時都想著我們，我們很感動。」

這個活動由紀政帶隊。一下飛機，孫正春感覺很新鮮，隊伍繞著瑞、義邊境的科莫湖（Como）後，經過兩小時，終於到達義大利的第一大港熱內亞。

阿倫扎諾（Arenzano）位於義大利北部，靠近美麗的地中海。村落不大，但車站內外，只見洶湧人潮和上了岸擺在街上的小舟，沒有漁船，沒有漁網，更聞不到魚腥味。

義大利的路線「依山傍水」，那一次的健走就是一天走山線、一天走海線，參加者可自由選擇十公里、二十公里或三十公里組。

孫正春夫婦都選三十公里組。

山線：路窄而險峻

山線走的是粗獷原始的山，山路迥異於台灣，路面多為菱形的原始石頭，沒有任何人工的鋪設，隨著路程遠近，坡度也同步升級，三十公里組高低落差竟然高達一千一百公尺。

山路碎石子多，頗具挑戰性，據說，即使隔著球鞋都還隱約感覺到腳底被碎石嵌入的疼痛。孫正春打著赤腳，明顯感受到腳底接受的刺激，不過他喜歡這種感覺。

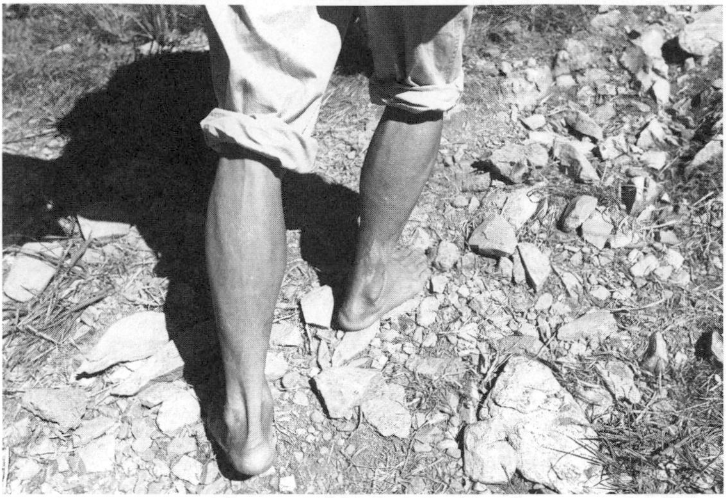

一步一步，感受腳下土石傳來的脈動，走路是本能，更是需要。

上山只有一線道，是小步道，只能一個人走，路窄又險峻，雖然走得滿身大汗，但由於氣候乾燥，走起來很舒服。孫太太走在隊伍的前面，孫正春走在隊伍的後面；前半段有走不動的人，背包由孫太太背，後面有走不動的人，背包則由孫正春背。他會觀察哪個人的狀況不好，主動把他們的背包攬在身上，常常一口氣背了四個背包！**他爬山很慢，讓每一步都穩重，這樣可以調整氣息，爬得很順，腳步順暢心裡就耐得久，不會累倒。**

夫妻倆只有在進飯店時，為了禮貌才把鞋子穿上，其他時候都是打赤腳。義大利人對他們赤腳走路的勇氣嘖嘖稱奇，甚至造成轟動。許多外國人更是對他們印象深刻，即使語言不通也變成好朋友，很多人還要求拍照哩！

海線：初遇遼闊地中海

海線的路面比較平，沒有遮蔽物，一邊是山壁，一邊是大海，沿途還有行道樹。孫正春以前就很嚮往地中海，但沒想到有生之年居然真的來到了這裡，蔚藍的海面上有許多人度假，跟電視上看到的一樣，大家都出來曬太陽，感覺很壯觀。沿路有很多無花果，小溪旁的山壁上也都長出了無花果。

隨著談笑聲而不知不覺地一步步往前走，看見沿途健走者互相微笑問候，這也是為何那麼多人會風靡健走的原因——即使並非專業選手級，**只是這樣放慢人生步調，用原始雙足禮讚自然的美好，是種多麼簡單的幸福。**

孫正春這趟出遠門是有備而來，行前，他特地到東海大學學義大利文，也學會唱幾首義大利民謠（像是〈散塔露琪亞〉，還有帕華洛帝唱的〈哦，我的太陽〉），沿路唱義大利歌，外國朋友們都感覺很稀奇。他還準備了一些禮品給路過的義大利人呢！

走完的人都要回到出發點登錄，取得認證資格者可以在ＩＭＬ護照上蓋章，當然也要喝杯啤酒為自己慶祝。

榮耀的一刻

他們也到羅馬參觀。

由於一九六〇年的羅馬奧運會打開了紀政的視野，激起了她的雄心，所以她說：「我一定要帶你們過來，這就是我跟楊傳廣訓練的地方……」那是榮耀她的所在，「飛越的羚羊」的照片就是在這裡拍的，一起合照時，紀政好像又回到了十八歲的時候。

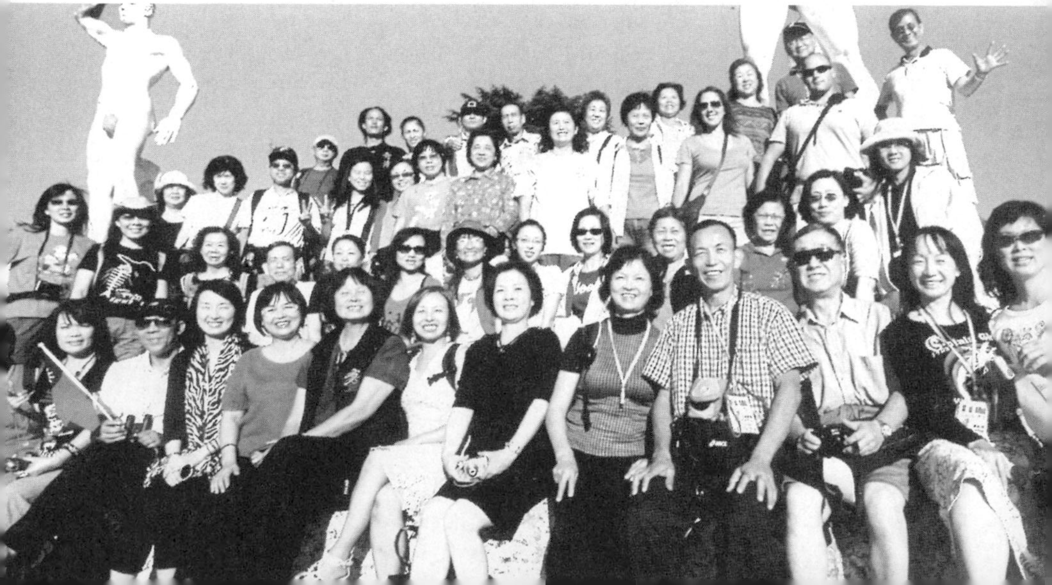

循古書《裨海紀遊》，九天走台灣

古人的歷史路線，成就了一場為期九天的健走壯遊。從鹿耳門到北投，這一趟路程不光是走路而已，更重要的是他用雙腳，重新認識了自己。

三百年前的路線，重新走一遍

如果你知道三百多年前有人從南台灣走到北台灣，你會有什麼反應？

孫正春的答案是：重新走一遍。

孫正春退休後，在幾個單位當志工，其中一處是中興新村的台灣文獻館。

某日整理書籍時，他赫然發現一本令人著迷的歷史書《裨海紀遊》，愛不釋卷，讀著讀著，心底怦怦跳，他想：「這是第一本由漢人寫的台灣歷史，太珍貴了。」

《裨海紀遊》緣自於三百多年前（康熙三十五年，西元一六九六年）清朝福州發生一場彈藥庫爆炸，造成五十餘萬斤火藥付之一炬；為了補給損失火藥的原料——硫磺，有人建議到台灣的北投採礦，以彌補焚毀的損失。

當時在福州市擔任幕僚的郁永河喜好旅行，對台灣興趣盎然，卻苦無機會前往遊覽。因此，這場意外事件，促成了郁永河自告奮勇來台。

康熙三十六年（一六九七）春天，郁永河從廈門出發，乘舟到台南安平，當時舉目蒼涼，他一邊購買採硫磺所需的器具物品，一邊招募工人（多聘僱原住民），駕著牛車，沿著台灣西岸一路往北；期間歷經下屬紛紛染疾不起及颱風大雨吹倒住所等挫折，終於在艱困中完成使命，最後由淡水返回福州。隔年，他將在台九個多月的所見所聞，寫成極具歷史價值的《裨海紀遊》，讓三百年前的台灣風貌躍然紙上。這本書對於研究台灣過去的歷史、地理、人類學等各方面，都極具參考價值。

裨海，是小海的意思。在幅員遼闊的中國大陸，台灣就像是一個小海，因此以「裨海」借代為台灣。這本書除了描述他們來台採礦的情形，更標示從南到北的路線，孫正春深受啟發。

為期九天的健走壯遊

二〇一〇年，中央大學開了一場「民國百年衛星影像月曆發表會」，他們透過高科技的衛星影像，循著《裨海紀遊》的路線製作月曆，拉開了時空的帷幕，讓大家體驗古今台灣。這個消息讓孫正春非常震撼，立刻訂購了一份月曆。《裨海紀遊》月曆把當時的路線與現代的地名做出了對照表，例如：以前的「諸羅山社」是現在的「嘉義市」，以前的「打貓社」是現在的「民雄」，以前的「牛罵社」是現在的「清水」……而且每個月都有一段「行進路線」。

這對愛走路的孫正春來說簡直是天上掉下來的禮物。**與其說這是「月曆」，倒不如說是實用的「工具」**。他突生靈感：「咦，如果能按《裨海紀遊》這路線走一趟，應該很過癮喔！」而在蒐集了詳細資料後，他決定重新走一遍。

這一趟的起點設在鹿耳門，終點站為北投，他以比例尺估算預計需九天時間走完，剛好銜接台北的元旦健走。

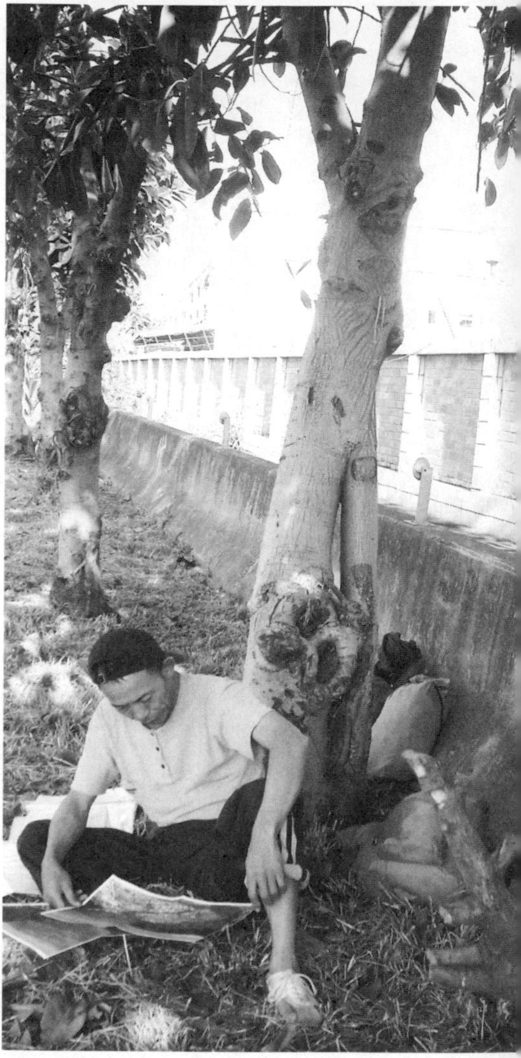

現代「裨海紀遊」，出發！

孫正春夫妻在十二月二十三日從埔里搭車到鹿耳門，開始了現代版的「裨海紀遊」。

第一天的行程是去當年的「鐵線橋」。原來鐵線橋並非指一座橋，而是台南市新營區鐵線里古時的舊名；而麻豆的小村莊也有個地方叫「鐵線橋」，還刻有

「鐵線橋」三個字的紀念碑呢！**「其實很多歷史文物就在鄉下，只是需要花時間找而已。」**

鐵線橋附近有個牧場，當地的村民看到夫婦倆戴斗笠、打赤腳的特殊裝扮特地趨前詢問來歷，一問之下得知他們是健行尋古，大受感動地說：「來來，進來喝一杯鮮奶再走！」其他鄰居還送他們水果吃哩！第一天，他們就感受到南部人的熱情。

他儘可能根據過去的據點和行程走，如果當天無法走到的地方就用其他方式代替，例如搭車，當然也有些地方因太遠走不到而必須放棄。

在「他里霧社」住一宿

行程往北，這一天來到斗南。斗南原稱「他里霧社」，早自明朝鄭成功開台就已開始，是個純樸的小鎮。

孫正春在準備斗南的資料時，發現當地有一間「他里霧社」旅館，他非常興奮，心想，這位旅館老闆可能是瞭解歷史背景，或者很喜歡自己的家鄉，才會用舊名當旅館名稱，無論如何都要住上一宿。他沿著地址找，真的找到了。

這家旅社很小，因著歷史背景的店，裡面的裝潢沒有與時俱進，陳設簡陋老舊，連棉被都很復古，就是三、四〇年代那種花色的棉被；所以價錢也不新潮，一晚只要五百元而已。

孫正春記得當晚的心情，「我很激動、很興奮，心裡想，哇，沒想到我也到了幾百年前郁永河經過的地方，走他走過的路，**有一種跟古人交會的感覺，意義非凡。**」

幾天過後，他們來到西螺大橋，這時純湘加入了陪走行列。

從雲林到台中，黃純湘陪走

孫正春夫婦因報名參加「百萬聚樂步」而與希望基金會的祕書長黃純湘結緣。她說：「我第一次與孫大哥夫婦見面時，他們馬上伸出雙手歡迎我，感覺像是認識多年的老友。**由於大家都熱愛健走，彼此的語言是一樣的，我們很容易便融入對方，打成一片。**」當她得知孫正春複製《裨海紀遊》的路線而走時，心裡佩服得不得了，「他們太厲害、太有創意了，怎麼有這麼棒的點子！」那段期間她剛好放假回台南老家，要北上時，告訴孫正春說：「無論如何我都要陪你們走一段。」

純湘媽媽也共襄盛舉，趕緊準備油飯、玉米讓她帶去。夫婦倆走路的過程單調乏味，有好友和美食相伴，頓時精神百倍。

母女力挺長期健走的孫正春夫婦是有原因的，因為純湘的另一個身分是癌末病患的女兒，每次講健走抗癌，舉她父親的例子都非常有說服力。

父親以走路延壽

純湘的父親於二〇〇四年二月被診斷出肺癌末期，醫生宣告：「如果做化療至多可活一年，不做化療只剩半年而已。」當時紀政與「防癌之母」莊淑旂博士都到醫院探望，共同給了黃爸爸「走路」這帖藥方；他因而邁出生命的步伐，直到二〇一〇年才走到人生盡頭。

莊淑旂在日本慶應大學的博士論文在探討「如何減輕癌末病患的痛苦」，她私下告訴純湘：「**你爸爸的身體無論怎麼差，一定都要想辦法讓他每天走路。走路不只可以延長壽命，未來還可以讓他『好走』**。」

為了給爸爸希望，純湘編了善意的謊言，說是初期的病而已，只要配合運動、改變生活習慣，就會好起來。

她爸爸是模範病人，醫生和他們怎麼說，他就怎麼做，把「治療」當「功課」。剛開始做化療時多少有副作用，前兩天都必須躺在床上，但只要能下床，他就「扶著牆壁」走，一天走一、兩百步也好。

她媽媽覺得生病的人應該多休息，「幹嘛出來走？」爸爸就回道：「博士說要走路啊！」一旦化療的副作用全退，他走路的範圍也跟著擴大。他們在台南的老家開糕餅工廠，有前庭和後院，後院還接著菜園，生病的人不太希望左鄰右舍看到自己虛弱的樣子，所以只繞著自家周圍環境，來回地走。

當啦啦隊幫父親打氣

純湘覺得走路的過程建立了爸爸的自信，「**有了信心之後，病人的求生意志就增強，會覺得自己走在『復元』路上。**」

他爸爸抗癌的態度跟孫正春迴異。孫正春是「追根究柢」的個性，像學者，得腫瘤後不斷去探討：「我為什麼會這樣？」「我可以用什麼方式幫助自己？」研究出一套屬於自己的養生方法。「孫大哥發現『走路』可以讓大腿骨健康，周圍的循環和代謝都會跟著好——這是他研究出來的結果。我爸爸不一樣，他不去想為什麼會得癌症，他很快就接受了罹癌的事實，把自己當學生，醫生說不能抽菸、喝酒，他就不碰這些；我們說走路會好轉，他就勤於走路，完全調整作息，專心對抗癌症，在自己能做的項目都做到滿分為止，認為只要做到一百分應該就沒有問題了。」

抗癌過程中，莊博士和紀政都是好老師，純湘則扮演啦啦隊長的角色。她認為病人需要鼓勵，幾乎每天打電話為爸爸打氣。「你今天走幾步？」「一千步啦！」「一千步很棒，要加油喔！」

一天增加一千步

純湘原本有給爸爸計步器，但有時是上廁所不小心拔壞了，有時是掉了，總之，多種原因造成他前後用壞三個計步器，後來索性不用了。但他另有計步方法，從前庭到後院走一圈是五百步，他就伸出一隻手指比「一」，繞兩圈則伸出第二根手指頭比「二」。初期早上只用到三根手指頭，也就是一千五百步；傍晚也走三圈，一天走三千步。

純湘得知後說：「哇噻，你很棒耶，可以走三千步。那你明天早上試著增加一圈到兩千步，傍晚也走兩千步……」她爸爸知道自己的「功課」是一天一萬步，對於無法達到目標有點懊惱；於是按女兒的建議先增至一天四千步，沒想到真的做得到哩！而且**一天增加一千步輕而易舉**。他走最長的步數是一天六千步，維持兩、三年，但一直跨不過一天一萬步的門檻。

有走有保庇

二〇〇七年的健行推廣活動來到台南，純湘便拉著生病的爸爸一起參加，鼓勵他：「你雖然生病了，但你這麼健康，誰相信你是得肺癌的病人？」那一次活動的參與者有很多都是「日行一萬步」的實踐者，純湘鼓勵爸爸再接再厲：「你已經走好久了，腳力也練出來了，你一定可以增加步數，試試看。」其他人也覺得一萬步很容易，為什麼不可能？那一天讓他感覺一天走一萬步似乎不是困難的事。沒多久，他試著早上走五千步，下午也走五千步，竟然達到一日一萬步的「壯舉」，當天純湘接到爸爸的電話忍不住尖叫：「你太厲害了！太棒了！」

「我爸爸真正運動是生病之後。」**走路給他無比的力量和勇氣，逐漸地也走出成就感，這種心理因素的改變遠遠超過藥物**。純湘說：「身體的嗎啡，你不動時它沉澱在體內；但你動時，它會散播在微血管裡，心情自然愉快，對抗癌有很大幫助。」在走路這段期間，醫生開的止痛藥他爸爸都沒碰，問他為什麼不吃，他說：「不會痛啊！」

由於純湘一開始就刻意隱瞞病情，所以他爸爸的作息一切正常，照樣送貨，「只是多了吃藥、化療和走路而已。」他一心一意希望自己好起來，把「走路」當成「救生圈」。他說：「有走有保庇啦！」

走路，甘有效？

純湘的老家在台南茄萣腳。在這鄉下，「走路」怎麼可能是一件被拿出來談論或誇讚的運動呢？鄰居們根本不屑一談，甚至悠閒的午後，三姑六婆坐在大榕樹下聊天，總會以開玩笑的口吻說：「走路，甘有效？」甚至消遣她媽媽說：「你先生是頭殼壞去喔？沒事在走路，還說抗癌哩！」還有人形容他是「盲目」地走，眼睛無神，很徬徨。其實那一次是因為他化療只在醫院待一天就急著返家，而化療的藥物會導致末梢神經麻痺，走起路來像企鵝——即便如此，他還是堅持一天走一萬步。

自純湘有記憶以來，爸爸是茄萣腳第一個罹癌的人。而隔年（二〇〇五年），一位近五十歲、從年輕就吃檳榔的鄰居阿彬得鼻咽癌；二〇〇六年，附近一位叔叔得骨癌；二〇〇七年，阿彬的媽媽得胃癌……直到二〇〇八年，這些罹癌的鄰居在幾個月內或隔年就走了，只有最早罹癌且病況最嚴重（癌末）的黃爸爸仍活得好好的。鄰居的看法開始轉向了，一位嬸嬸跟她媽媽說：「你尪應該不是得癌症，得癌症的人哪可能每天走這麼久的路？」

再後來，鄰居們開始相信「走路」有用了。在台北的純湘三不五時就聽媽媽說，最近又看到誰出來走了，這個村子有人走、那個村子也有人走，走路的小團體像雨後春筍般紛紛出現，突然變得流行，「沒想到只是一個小例子，就影響了一個社區。」

黃爸爸過世前一個月就沒走路了，平日都側睡以保持呼吸順暢的他，前一晚卻平躺，並要求太太把枕頭喬正，他把兩手放在胸前，在睡夢中安詳地離開人世。**這應證了莊博士的說法——走得沒有痛苦**，所以純湘很釋懷。

元旦健走再相見

由於走路在純湘爸爸的身上產生了意想不到的好結果，所以對於孫正春夫婦長途健走，她都鼎力相助。

這一天，純湘直接前往雲林福興宮與他們會合。三人一路從西螺大橋走到彰化社頭，沿路還停下來在馬路上研究地理位置，看著孫正春有如文史工作者般的執著，純湘非常敬佩他過人的勇氣和追尋歷史軌跡的濃厚興趣，尤其有老人聚在一起就很興奮地過去聊天。她說：「**孫大哥不是光走而已，他有自己的計畫，沿途尋找當初的地名，沿路還訪查，我覺得意義深遠。**」

關於純湘陪走的這一段路，郁永河在《裨海紀遊》中曾記載：渡過虎尾溪、西螺溪，砂石和河水都是黑色的，原來當時台灣山上都是黑土；在「彰化社頭」過夜時，原住民婦女雖是裸體面對外人，但神色泰然，令人印象深刻。孫正春走這一條路時，忍不住對照古今，覺得十分有趣。

不過純湘還要上班呢，只能到此為止了。離別前，雙方相約在台北「元旦健走」活動上見。

歷史留存在記憶中

揮別純湘，夫妻倆往北走，這一站來到「大肚」。對於來自埔里的他們，「大肚」深具意義。

原來大肚社的人在一八二三年後，陸續搬進埔里住。埔里的地，南北向分割給西部沿海搬遷來的大肚社、水裡社、雙寮社、日南社、房里社、烏牛欄社、大瑪璘社、阿里史社和大湳社人耕種，這些社群落腳處便成為現今埔里鎮各鄰里的名稱，而大肚社的人搬到埔里住的地方，就是孫正春目前住的大肚城。

孫正春還特地到大肚社的一間廟觀看歷史沿革。當時那間廟正在整修，但他還是找到了廟的一面牆壁上記載著這段歷史。**這些過去，年輕人幾乎不會知曉，但民間靠口述流傳至今，還是存在於老一輩人的記憶裡。**

由於有這一分淵源，孫正春主動找廟前下棋的老人聊天，他們很驚訝地說：「啊，你們是從埔里來的喔？」邊說邊挪動位置讓他們坐，親切地招呼：「過來，喝茶，先喝一杯茶，這壺是好茶……」好像遇到久違的朋友。

在郁永河的描述中，彰化以南，開墾較佳，台南尤甚；但到了大肚溪以北，道路顛簸難行，雜草長得跟肩膀一樣高；大甲溪以北，沒有什麼漢人，大致上都是原住民，女性佩戴耳飾，走路比男人快。

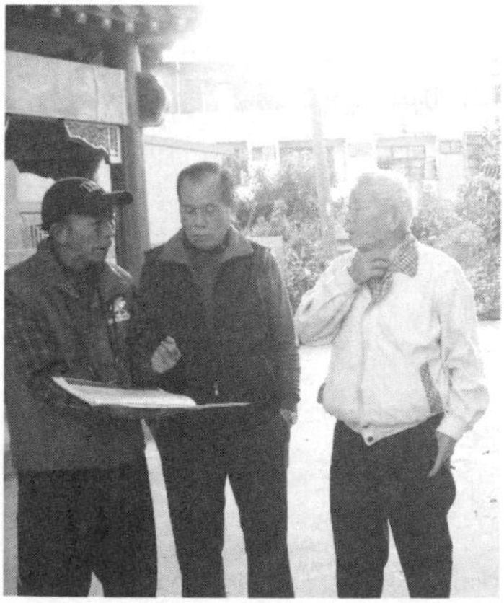

到新竹，睡在麥當勞?!

新竹舊名「竹塹」，郁永河在《裨海紀遊》中記載，從竹塹到南崁的這八、九十里路，完全沒看見任何房子，也沒遇見任何人，連想找棵樹遮蔭都辦不到；一路上都是密密麻麻的茅草，他們得披荊斬棘才能闢出一條路，甚至可見野生動物逐隊而行，景觀十分荒涼。郁永河感嘆地寫道：「人類實在不應該到這種地方來。」由此可知，當時整個桃園尚未開拓，不見人煙，與現今的榮景相較，有天壤之別。

走到新竹時，好友簡良砡特地加入陪走。她是個運動愛好者，平日打高爾夫、網球，然而因脊椎滑脫開刀，之後就不能從事劇烈運動，但總得找一個取代的運動才行。有一天，她在大賣場看到健走活動的廣告，於是繳五百塊報名參加健走活動，並得到一個計步器，從此開始了健走生涯。

此外，她也常參加國際健走，義大利國際健走、紐西蘭國際健走、大連健走……都有她的身影。這些活動都設有十公里、二十公里、三十公里等距離的路線。有一次，她邀一位新加入的夥伴走二十公里的路，夥伴說：「不行啦，我一定走不動！」但簡良砡拉著他跟大家一起走，不知不覺就走到了終點，連他自己都嚇了一跳地說：「啊，我居然能走這麼多路！」她認為剛開始最好有伴，不然會一路煩惱還有多少路程，想東想西。

她因健走而認識了孫正春夫婦，「但他們一來就要找竹蓮街的廟……」雖然簡良砡是新竹人，但不懂這些，孫正春拿出背包裡準備的一堆資料翻給她看，簡良砡只好帶他去找當地的里長，這才知道原來就是新竹人口中的「大眾廟」，那裡有清朝的墓，「他啊，就是要看這些呀！」

為了考究歷史，他們卻延遲了出發的時間。一路從新竹路經竹北到楊梅時，已經晚上了，簡良砡因有家庭聚會，不能陪走。離開前她問：「你們晚上都睡哪裡？」

孫太太說：「廟，給些香油錢就可以了。」

「廟？」這附近哪有廟啊？

孫正春沿路為了找資料而耽誤不少行程，這時時間已晚了，離住宿的廟卻仍有些距離。簡良砡靈機一動，問他們：「麥當勞住過嗎？可以試試看喔！不然加油站或派出所都可以考慮。」夫婦倆一聽，眼睛為之一亮，說：「咦，我們完全沒想過喔！」覺得這是個好主意。

天黑了，附近剛好有間二十四小時營業的麥當勞，兩人點了飲料後入座，先是斜躺著休息，接著閉目養神，本以為店員會過來關切或阻止客人趴下去睡，沒想到根本沒人管；越晚，眼皮就越重、越睏，不知不覺便趴在桌上睡著了……

夜宿麥當勞是孫正春和太太健走二十多年來唯一的一次經驗，非常新鮮。

他們第二天早上四點「起床」，點份早餐之後，便一路往台北前進。

勇往直前，病魔不敢靠近

三百年前，郁永河一行人在抵達淡水前，沿路常聽到山區傳來「轟隆」聲，疑似瀑布，後來才知道那不是瀑布，而是硫磺礦穴的硫氣沸騰聲；一行人靠近，白煙在青色的山間搖曳，風一吹來，硫磺的惡臭撲鼻。

採硫一如採礦，是件苦差事。工人進入礦穴之前要先飲糖水，並以糖水洗眼睛，以減輕熏眼的痛苦；而穴中酷熱如地獄，只有半夜到天亮前這一小段時間勉強可以工作。採回了一筐筐的硫土後，郁永河帶領工人現地煮硫，煮硫工作必須晝夜不休、輪值上陣，因為硫磺一旦加熱就不能停止。但工人們大都受不了山中惡蚊的肆虐，及毒蛇與瘴氣的侵襲，一個個相繼病倒；等到負責炊燒的廚子也病倒時，工作只好停頓下來。郁永河先把病倒的工人用船送走，再召募一批新的工人來。

值得一提的是，孫正春夫婦走到淡水河口，還真的仿照郁永河的採礦路線，買票（票價二十元）搭船去北投，順利完成了現代版的「裨海紀遊」。隔天就是元旦健走的日子，前一晚，屋外為慶祝元旦而施放絢麗煙火和大型鞭炮，夜空璀璨奪目，令他們印象深刻；而郁永河歷經艱辛，達成採硫磺任務後，從淡水河把硫磺運回了福建。

郁永河所以能支撐下來，是因為做任何事，心志篤定，勇往直前的個性，病魔自然遠避不敢靠近。他曾經說過：「**要探訪奇景名勝，就不要怕險惡的道路；不夠危險，就不會有奇景可看；旅遊平平凡凡，就沒有樂趣可言。**」這和三百年後堅持以「走路」抗病的孫正春何其相似！

完成這一趟長途健走，孫正春非常滿足，對台灣古早的生態也在記憶中編織成形了。

◎【附註】孫正春夫婦「現代版裨海紀遊」所依循的《2011裨海紀遊　衛星篇》月曆，可參見國立中央大學太空及遙測研究中心，網址：http://www.csrsr.ncu.edu.tw/08CSRWeb/ChinVer/C7Info/announce_list/announceTmp/2011calendar/。

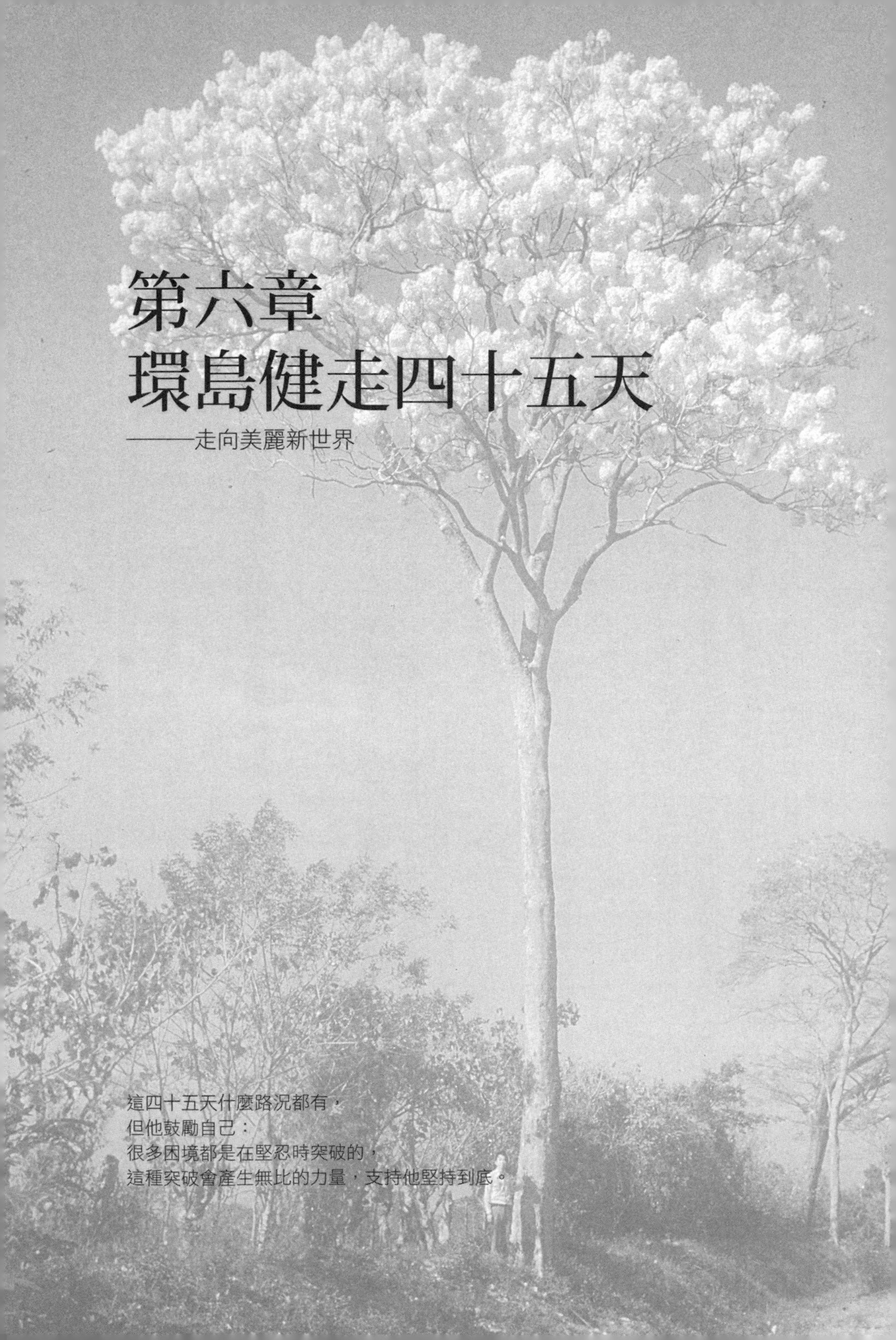

第六章
環島健走四十五天

——走向美麗新世界

這四十五天什麼路況都有，
但他鼓勵自己：
很多困境都是在堅忍時突破的，
這種突破會產生無比的力量，支持他堅持到底。

萬中選一的健走領隊：黃純湘

健走，對黃純湘來說不但是運動，也是一種療癒。帶著對走路的熱愛與豐富的歷練，她將和這群志同道合的夥伴們，展開一場驚喜交織的旅程。

中西合併的健走團隊

孫正春參加過各式各樣的健走活動，也到各個鄉鎮走，但他最大的願望是「環島健走」，所以一聽到希望基金會將於二〇一一年底推出這項計畫時，雀躍不已。

雖然孫正春熱愛挑戰，但是當他為自己設下「赤腳環島」的目標時，心裡其實很擔憂：「四十五天，這麼長的行程，萬一腳底磨破怎麼辦？會挑戰成功

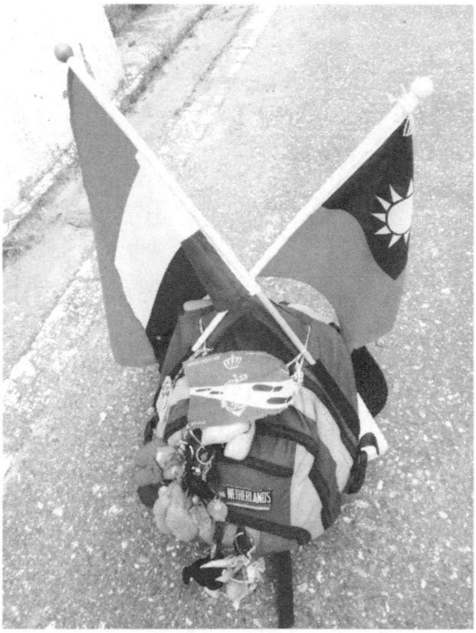

嗎？」孫太太則想乘機進行徹底的排毒，這麼好的機會，怎麼能放棄？

報名參加「環島健走台灣四十五天」的團員共十一人，其中七名台灣人，包括孫正春夫婦；另外四位國外友人，分別是荷蘭籍的Ben和Lo、比利時籍的Bart與瑞士籍的Franco，是一支「中西合併」的隊伍。這四位外籍友人除了台灣女婿Bart之外，都是黃純湘參加國際健走的老朋友，其中兩個荷蘭籍友人曾跟孫正春夫婦參加過前一年的義大利健走，還住過孫家，彼此算熟識。他們都是退休人員，以健走為人生志向，幾乎走遍世界各地，堪稱「健走達人」。

環島計畫由希望基金會的同仁為後勤補給單位，規畫所有的行程和住宿，就等在外參加歐洲十八個國家健走的祕書長黃純湘返國當「領隊」了。

由於環島健走沒有任何贊助，所以四十五天的活動全部自費。出發前，大家達成共識，每人先繳五萬元當經費，多退少補。純湘除了身為領隊兼保母（顧三餐和住宿），還得當會計（每天要記「個人帳」），幸虧有志工林秀娥協助。

秀娥原為暨南大學的研究生，是孫正春女兒孫羽佩的同學。當時正在寫論文的她陷入低潮，希望從健走中得到動力；而她的論文跟「老人」有關，她想，環島健走就可以認識全台灣的老人，一舉兩得。不過，這一團可能有另一個任務需要她，那就是孫正春夫婦平日睡慣了木板床，擔心環島安排的住宿是彈簧床，於是先將自家的老爺車改裝為活動通鋪，收起活動通鋪後，還可當另一輛載送行李的補給車；但這輛車需要一個司機，秀娥為顧全大局，決定放棄健走而接下此一職務。

健走填滿了生命的大洞

這一團的靈魂人物當然是「領隊」黃純湘。

台灣在討論環島健走行程時，她正在歐洲進行國際健走。

二〇一一年是她爸爸逝世滿一週年。有道是「父母在，不遠遊」，父親罹癌這段期間她不敢走遠，二〇一〇年年初父親離世後，她的生命像破了一個大洞，無法填補；在那痛苦時刻，她開始思考要用什麼方式紀念父親，想到生前他喜歡聽國際健走的事，於是出國單飛。

魔戒之末日火山越嶺健走

二〇一一年三月，她請年假走紐澳，最津津樂道的是在紐西蘭完成了被形容「一日進入就沒有退路」的「魔戒之末日火山越嶺健走」。這是世界有名的one day travel，也就是一天之內要走完，不留人。很多背包客慕名而來，住在旁邊有攀岩木頭的客棧等待；由於火山口的變化太大，他們得隨時掌握氣象，聽取今天是否開放的消息。

她很幸運，去的那一次是開放的。

從海拔近八百公尺的入口開始向火山渣鋪成的大地走去，沿著步道緩緩上坡到海拔約一千三百公尺處，她印象最深刻的是末日火山健走的入口有一面很大的招牌，上面寫著：

「Stop！你真的準備好可以繼續高山越嶺的長途跋涉嗎？請先回答以下問題：這種天氣你可

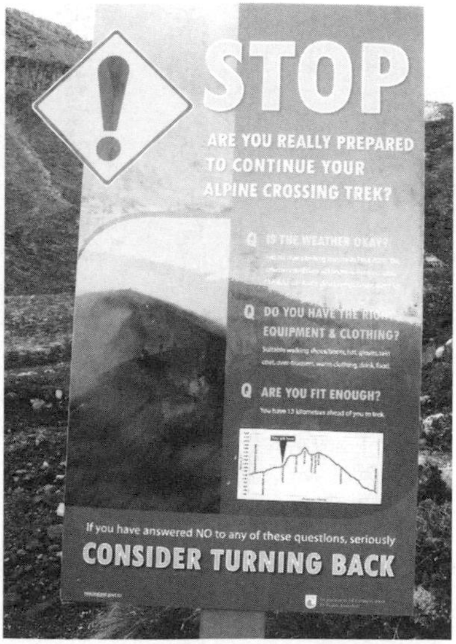
STOP
ARE YOU REALLY PREPARED TO CONTINUE YOUR ALPINE CROSSING TREK?
Q IS THE WEATHER OKAY?
Q DO YOU HAVE THE RIGH
EQUIPMENT & CLOTHING?
Q ARE YOU FIT ENOUGH?
If you have answered NO to any of these questions, seriously
CONSIDER TURNING BACK

入口處大大的警示標誌，提醒人在邁開腳步前，先做好準備。

以嗎？一路上坡的熔岩地形，你有足夠的體力嗎？你有適當的裝備和保暖的衣物嗎？如果你的回答有任何一個No，請嚴肅地考慮回頭吧！」

純湘嚴肅地作答，她的答案都是Yes。

她抱著無比的期待，勇敢地走進布滿紅土的火山荒原，堅毅地走在地熱岩層上，並爬過火山熔岩的奇特地形。「沿路的確難走，但是到了山頂有多美你知道嗎？越過火山岩洞的最高點，印入眼簾的是三個大小不一、形狀特殊、美得像翡翠綠的湖，冒著縷縷的煙，虛無縹緲，大家『哇』地尖叫……忍不住讚嘆，自己竟然就身在世外桃源裡！」

返國後，她身上滿腔健走的熱血仍蠢蠢欲動。

帶著父親的帽子一起走

五月，她申請留職停薪半年，隻身踏上歐陸，挑戰十八個國家、近二十場國際健走。由於各會員國的健走活動都是以該國最富景觀特色的地域為中心，多半位於偏遠地帶，從如何住宿、如何搭車並安全抵達會場等，都是很大的挑戰。幸好一路遇到不少熟識的國際友人，大家互相扶持，解決不少難題。

在外健走期間，純湘隨身攜帶父親生前的帽子，「我隨時都感覺爸爸也跟著我走，所以一點都不孤單。」回顧在外的二百四十二天、二千五百二十公里的健走，像極了她的療癒之旅。

以這樣顯赫的經歷和令人感動的故事接下台灣環島健走的「領隊」任務，黃純湘實至名歸。

生命的鬥士，出發！

二〇一一年十一月十六日，由馬總統親自授旗，為四十五天的環島健走拉開了序幕。孫正春夫婦維持一貫的風格，赤腳走進總統府，體驗難得的經驗。

隊伍計畫以順時針方向，從台灣的北部經宜花東往南，再由西部北上，全程四十五天，行經十九個縣市，總長約一〇九九公里，預計於十二月三十日返回台北一〇一大樓，接著參加元旦健走，迎接民國一〇一年。

隊伍從總統府出發，第一天在台北陪走的陣容相當浩大，其中最引人注目的是只陪走一天的Franco之妻Chiara。她的右腳裝上義肢，但始終帶著微笑又充滿自信地大步跨前。隊伍沿仁愛路到國父紀念館時暫時休息，只見她乘機拆下義肢，可能是流汗、摩擦或鬆弛，不斷擦拭血水，毫不畏懼旁人異樣的眼光。離開國父紀念館後，Chiara跟著隊伍一起前進。

Chiara原本在瑞士的郵局工作，是郵局系統培訓的滑雪國家代表隊成員之一。生病前，她跟丈夫一樣熱愛運動，夫妻曾一起挑戰喜馬拉雅山，丈夫還參加過一百公里大健走，她自己則偏好遠距離的單車騎行。罹癌後，Chiara決定截肢，轉而擔任滑雪教練，目前為瑞士泰瑞．福克斯（Terry Fox）癌症慈善路跑代言人，這活動在全世界都舉辦，純湘曾在多次國際健走中與她同行，說：「Chiara走路比一般人還快，很多好手都輸她。」

在化療的過程中，Chiara一定也經歷過人生低潮，終究還是運動救贖了她。她參加過無數次的冬季殘障奧運，歷屆滑雪獎牌得主幾乎都是她，創造了運動生涯的巔峰。

透過運動，Chiara讓自己重新站起來，並從中獲得成就，純湘誇讚她是「生命鬥士」。

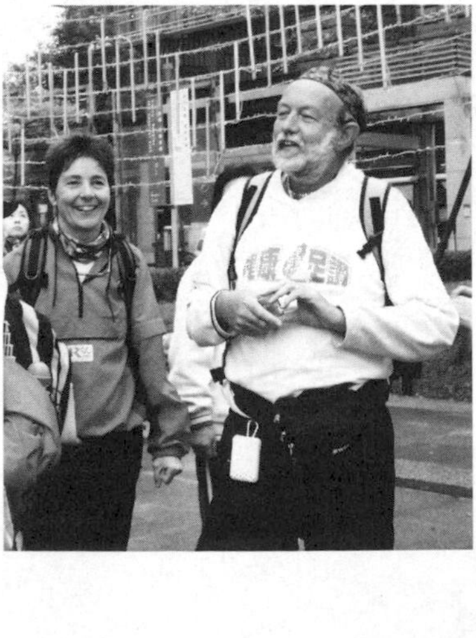

Franco之妻Chiara，是最佳的生命鬥士。

風大雨大也不怕

這一趟環島健走一開始就下雨，沿途溼溼冷冷，每個人都穿上雨衣。

由於每個人的腳程不一樣，外籍人士人高馬大，腳程很快，速度平均，走在整支隊伍的最前面，把隊伍拉得很長；還好有紅綠燈，可以稍微調整隊伍。

一行人從松山經河濱公園到南港，走省道直接抵達八堵……第一天的終點站是八堵火車站。

四十五天的路線規畫都以「火車站」為起點和終點，用意是考量陪走人的交通問題。如果有人想陪走，可以搭車到火車站會合；每天的終點站也是火車站，方便陪走者搭車回家。

腳都磨破了，你還不穿鞋嗎？

「不考慮穿鞋嗎？」這一句話在行程中不斷被人問起，只見他輕笑幾聲，搖搖手，為了實現赤腳環島的夢想，包紮好淌著血水的傷口，他忍痛繼續走。

多國語言的聯合國會議

第一晚，當整隊抵達八堵火車站附近超級簡陋的國民旅社時，每個人都傻眼了，一致的評語是「很爛」，一晚幾百塊而已，連一星級都排不上。領隊純湘打趣地說：「我的同事可以找到這樣的地方，也非常令人佩服啦！」

旅社沒有電梯，樓梯又陡又窄，只能容納一個人的寬度，大家走了一天筋疲力竭，全身溼答答的，還要拿行李爬樓梯，有說不出的累；上了樓，打開房間的木門，霉味撲鼻而來，很多人忍不住屏氣止息。更慘的還在後頭，浴室水龍頭的水不多，沒熱水、沒有洗髮精和沐浴乳，而求助櫃檯的阿桑，卻要什麼沒什麼……領隊只好出面緩頰說：「雖然安排這等住宿的同事沒有經驗，但在當地能有的選擇實在不多，請各位多多包涵。」

領隊的想法是盡量不要花大家太多錢，一切以「省錢簡單」為原則。不過，孫正春夫婦完全不受影響，直接睡自家的老爺車，而三餐都回到車上料理，拿出奶粉和燜燒鍋自製優格。

他們每晚都要開檢討會議，討論當日行程的利弊得失，並預告隔天的行程。這種會議常是多國語言交流——其中，兩位荷蘭籍朋友懂英文，比利時籍的台灣女婿Bart懂英文和法文，瑞士籍朋友Franco只懂義大利文和法文；所以會一開完，純湘要用英文講給荷蘭籍和比利時籍朋友聽，比利時籍的Bart再用法文翻譯給瑞士籍朋友Franco聽，而Franco很重視睡眠，他希望八點之前結束會議，以便得到充分的時間休息，因此每天的行程像在軍隊，按表操課。

一天要走三十公里

依行程的安排，他們平均每天要走三十公里左右的路，大約早上五點多起床，做完晨操後啟程，約下午四、五點走到下一個火車站，有時走錯路會更晚；因為以Google評估的距離跟實際用腳走的距離多少有誤差，而沿途也會做一些因地制宜的修正。

例如，從貢寮火車站走到羅東時，原本規畫越過草嶺，但當時雨大風大，只好改走一條只有腳踏車可以通行的草嶺隧道；妙的是，宜蘭縣和新北市的交界就在這隧道裡，所以大夥一個步伐過去是新北市，一個步伐回來是宜蘭縣，很有趣。隧道裡的光線昏暗，但盡頭閃爍著亮光，一出隧道，視野遼闊，蔚藍的天空襯著一片大海，有人忍不住用雙掌圈住嘴巴，高興得大聲吶喊，high到不行。走完隧道，等於從新北市（貢寮）走到了宜蘭（頭城）。

這一天開始遠離大都市，眼前是完全不一樣的風景。走在濱海公路上，轉個彎，處處可見海天連成一片的壯麗景觀，碧綠的浪濤拍打著黑色的岸邊，激起一朵朵浪花，形成一片朦朧美。經過雨水洗刷過的花草樹木反而更有精神，空氣顯得格外清新，呈現出最原始的色彩。

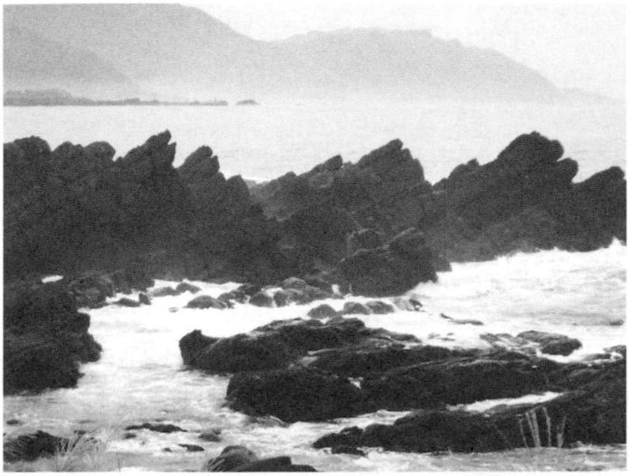

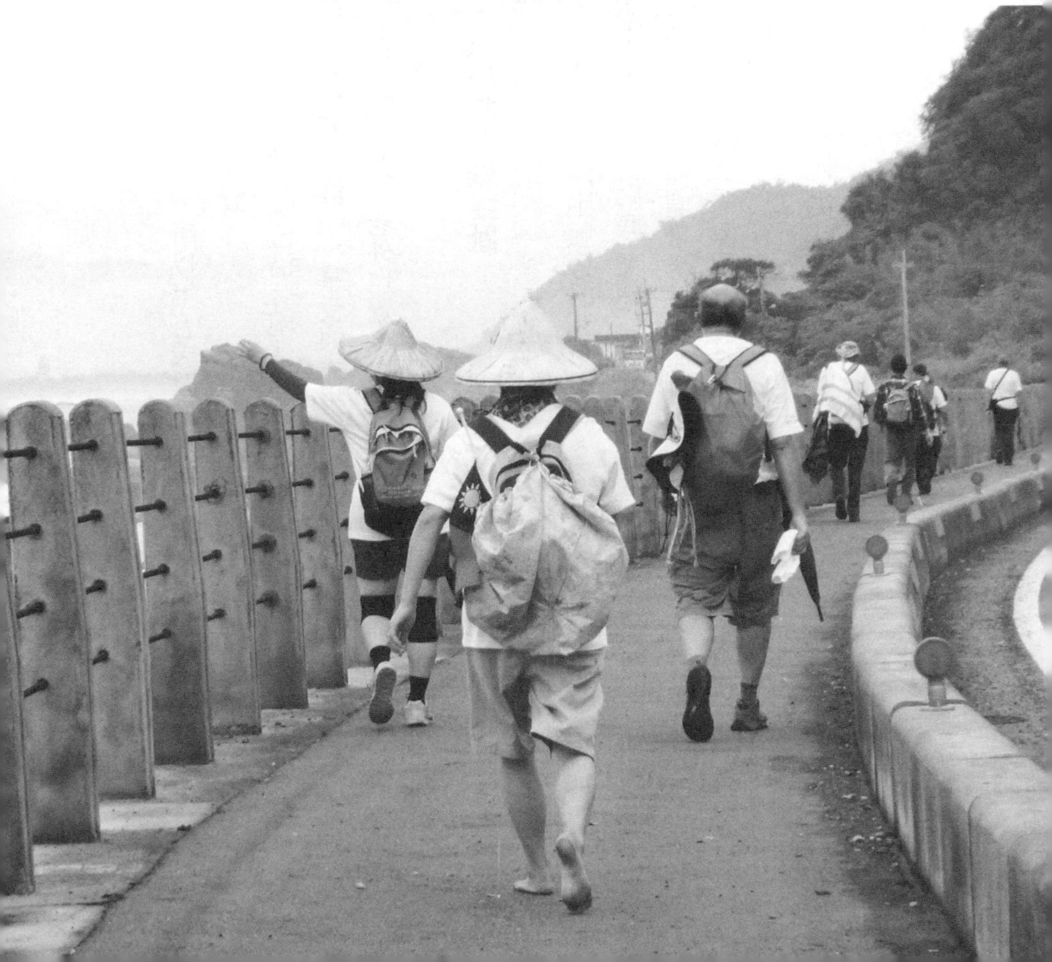

由於蘇花公路崩山，交通管制，所以第五天改搭火車到新城站（太魯閣），這也是旅途中唯一用到的一筆交通費。

花蓮路段交織著山線與海線。隊伍沿著南濱的步道走，東岸的自行車道都緊鄰海邊，既有海風吹拂，又能飽覽群山，享受與大自然貼近的舒暢感，非常愜意。所以這支隊伍沒有人戴耳機聽音樂，老外也覺得**大自然的聲音就是最好的音樂**。

孫正春不穿鞋，只用膠帶纏腳趾

經過花蓮大橋後，即進入海岸山脈旁的花東縱谷。然而，在這般美景下，孫正春卻停下腳步，他跟太太說：「腳底很痛，腳趾頭應該又流血了……」

這是行程的第七天。他找陰涼處坐下，翻開腳底，幾個團員湊前一看，赫然發現他的四根腳趾頭都纏著膠帶，膠帶因不斷與地面磨擦，而磨得支離破碎；雪上加霜的是，中間的腳板也裂開了。

「不考慮穿鞋嗎？」這一句話在行程中不斷被人問起。

他輕笑幾聲，搖搖手。

只見他在舊的膠帶之外再包一層，加厚一點、紮得更緊，免得再破皮。唯一的新傷是大拇趾，但也滲出鮮血，這下五根腳趾頭都「淪陷」了。

孫正春說，滲血的腳趾在第二天會復元一點，癒合的速度算快；但一直走又會產生新的傷口，所以他的腳底每天在不同的部位，有舊傷復元中，有新傷產生中，因為每天都要走路，沒辦法完全痊癒，能夠休息的時間只有一個晚上而已。

他認為預防磨破比較重要，所以只要感覺腳皮磨薄的地方隱約作痛，就趕快先包紮起來。

他的腳板在秋冬之際會乾裂，雖然乾裂很痛，但他還是不打算穿鞋子，因為穿鞋子更不舒服。

要走長路時，為了預防乾裂，起程的前一晚他會先擦一點綿羊油或乳液；最好的情況是一到冬天就擦，不過他不是細心的人，常常乾裂之後才擦，補擦的效果並不好，雖然擦了之後會慢慢長出癒合的肌肉，但別的地方又開始裂了，他又補，因此腳板周圍總有乾裂的痕跡，他覺得這痕跡表示周邊的皮又厚了許多。

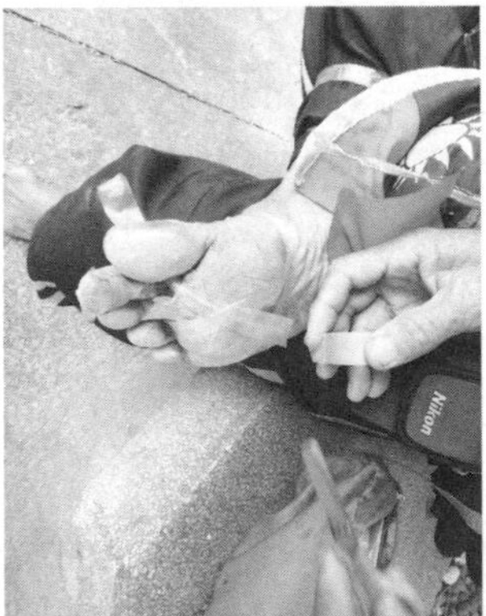

孫正春包紮好淌著血水的傷口，忍痛繼

續走。

這次健走，孫正春夫婦的好友——暨南大學的梁雙蓮教授也來參加。雖然她有穿鞋子和襪子，但是腳在第二天就磨破了，也是每天包紗布。她的心得是：「襪子要穿厚，不能打摺，否則穿久了一樣會磨破皮。」

最溫暖的歇腳處

走路的過程中，每天都碰到不一樣的風景，遇見不一樣的人、事、物，大家彷彿變回了小孩，卸下面具，眼前的每一個變化都是驚喜。

當健走隊遇到人民保母

路經壽豐派出所時，秀娥先進去做公關，她一直扮演這種「打前鋒」的角色。派出所的員警親切熱情又和善，對每個人噓寒問暖：「渴不渴？來來來，喝點熱茶。」「餓不餓？」邊問邊拿出餅乾，搔腦思索有什麼東西可以拿出來招待訪客。孫正春也好高興，終於可以歇歇腳，其他人則乘機補充體力。

近年自行車環島很夯，摩托車環島亦然，東部的派出所幾乎都增設「鐵馬驛站」，免費提供打氣筒和簡單維修工具給騎士們，另外也備有冷、熱飲和最重要的廁所，儼然成為派出所的服務項目；甚至在「特殊狀況」下，有些派出所還允許民眾住宿。受過接待的人都對警察留下很好的印象。

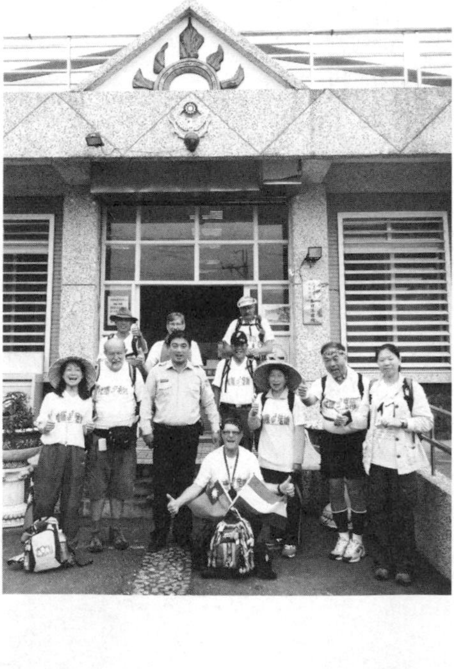

員警對環島騎士不陌生，但「環島健走」還是第一次。「啊？從台北『走路』來的喔？為什麼要用『走』的？」其中一個員警說：「我從來沒碰過健走的隊伍，是新面孔喔！」言談中盡是關心，完全表現出人民保母的模樣。

外籍朋友顯然有備而來，他們特別訂做自家國旗的小徽章，隨身攜帶，離開派出所前分送給每一位員警，以示謝意，有的還拍照留念呢！

除此之外，外籍朋友還喜歡7-11。Franco最愛巧克力，一到7-11一定買巧克力，而且不管多偏僻都有7-11，看到7-11，對老外像是看到救世主，有時沿路沒有便當，大家就到7-11解決，天氣熱則進去吹冷氣，還有咖啡第二杯半價優待哩！

邂逅，全台灣最美的田園監獄

沿著花蓮縣道一九三線抵達約七十四公里處，即可看到一棟有如別墅般的紅瓦屋頂建築，這裡有花團錦簇的美麗花園，原來是「自強營外役監獄」——全台灣最美的田園監獄。第一眼看到這幅田園景象，好像看到世外桃源，大家忍不住尖叫了起來：「哇，surprise！」

這裡開放參觀，不過必須事先申請；另外在園區內，還有許多受刑人所製作的手工藝品及農器具等供旅客欣賞。

這一段地勢偏高，一邊是濱海的山脈，一邊是河谷（很多人推薦一定要走這一段），非常漂亮，幾乎是大家心目中的首選路線。

台灣最美的田園監獄——自強營外役監獄。

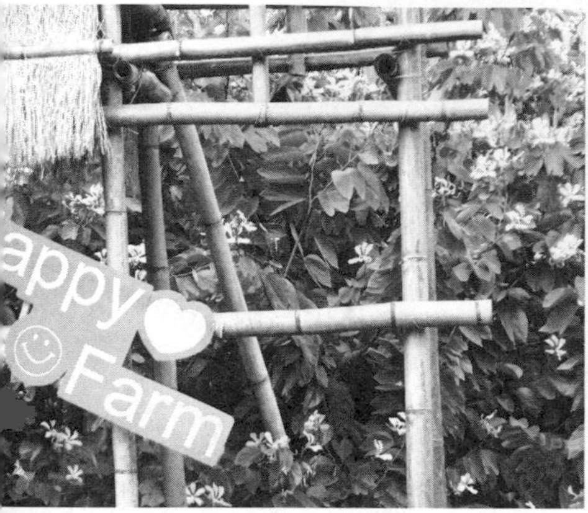

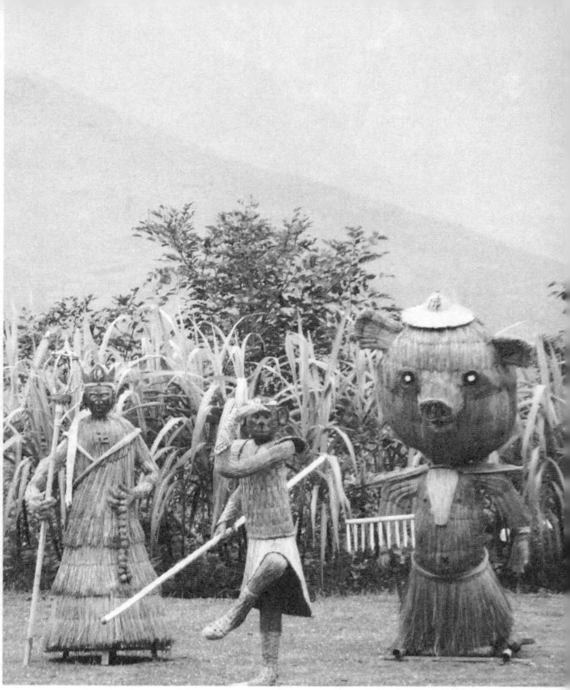

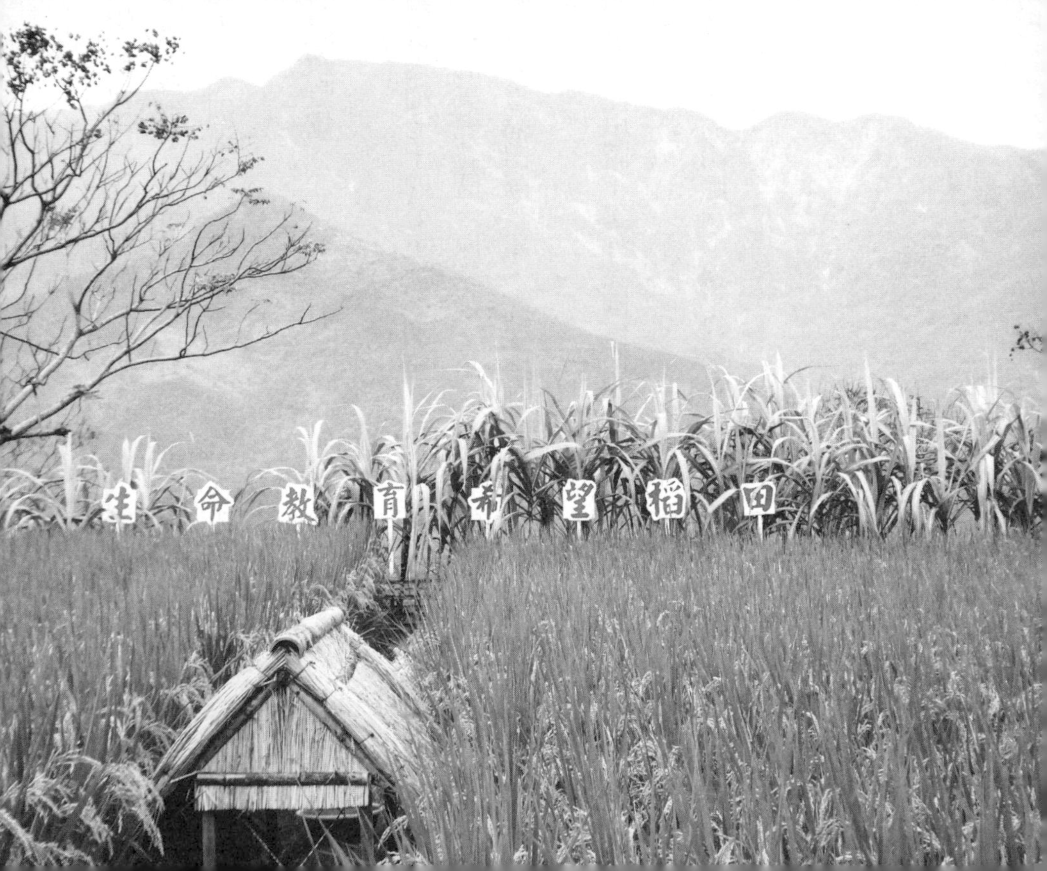

陪走者為活力加分

這支健走隊伍每天的人數都不一樣，因為每個縣市都有人數不等的「陪走者」加入。陪走者的加入對團隊有個好處，就是讓整個隊伍變得熱鬧，而且他們都會帶來伴手禮，隨時給大家打氣。陪走的人如果比團隊厲害，他們會自我消遣說：「碰到高手，踢到鐵板了啦！」如果比自己弱，當然就神氣啦。實力參差不齊當然是缺點，有時把整支隊伍拖得很長，不過大致上可以區分：環島的都是「職業級」的，陪走的多屬「業餘」。

雖然走路本身沒有太大的起伏，但每天都碰到不一樣的風景，不一樣的人、事、物，大家在平凡的旅途中常發現一些小驚喜，或分享或嬉鬧或搞怪。領隊說，走的過程中，每個人都像小孩，「他們都有年紀了耶，還會這樣，你看，多樂天啊！」

有時走累了，會嚷嚷：「怎麼7-11還沒到？」或者呼喚：「派出所還有多遠？」聲音此起彼落……為漫長的健走增添了不少樂趣。

赤腳走過十四公里碎石路

踏在猶如利刃般的尖銳礫石上，雖然腳底痛如刀割，但他絕不放棄。最糟的已經經歷了，這時的他只剩下勇敢，所跨出的每一步，都讓他更接近終點。

磨難前夕的預告

在台東池上，孫正春夫婦的女兒孫羽佩也加入陪走。大學念心理系，研究所念輔導與諮商研究所的她，目前是諮商心理師。

她也跟大夥盡情享受花東縱谷的美麗風光。花東一帶，藍天綠地，視野遼闊，一波波起伏的金黃色稻麥隨風搖擺，非常壯觀。

領隊提醒全隊：「等一下要走一段十四公里的碎石路，大家要有心理準備喔！」其實純湘也不知道碎石路的「真面目」。十幾年前曾經有朋友帶她走「一小段」，她對那條美麗的原始路段還記憶猶新，所以是以「等一下你們會得到一個大驚喜」的心情當預告，完全沒意識到對沒穿鞋的人來說，可能會有不同的感受。

孫正春也無法預測碎石路有多險峻，倒是入口標示著「碎石路段十四公里，請小心駕駛」的招牌令人印象深刻，聽說這一段是全台灣唯一僅存以「碎石鋪面」的公路。

這條路不寬，使用率不高，不規則的碎石綿延不斷，孫太太看得頭皮發麻，自動穿上鞋子，這是環島至今她唯一穿鞋的路段。但孫正春不改其志，仍堅持以赤腳步行。

碎石路的兩旁都是綠色樹林，有與世隔絕的幽靜，雖然散布著幾個小村落，但人煙稀少。孫正春與女兒走在隊伍的最後面，他平日就喜歡踩石頭，一開始感覺還不錯，父女倆一邊聊天，一邊欣賞秀麗的風景。沿途景色宜人，聽得到鳥叫蟲鳴，這些美妙悅耳的聲音點綴在孤單的灰色石子路上，不啻為天籟。

每一步都是椎心之痛

不過接下來，狀況就大不相同了。有些路段在整修，只能靠著山壁走；有些地方是斷崖，感覺整條路就掛在懸崖邊；還有些路段都是高過人的草叢，感覺就要進入蠻荒之地。這一條隱匿的碎石路曾在部落格被機車騎士討論過，有人說，在這裡絕對聽不到車子「呼嘯而過」的聲音，因為上下坡窒礙難行，輪胎常陷在碎石中，如常騎過去是不可能的任務；有人直接載明「不要走」或「避開」，甚至用「惡名昭彰」來形容……機車況且如此，更何況赤腳走路的人。

痛苦開始襲來，孫正春終於瞭解是怎麼一回事了。那些碎石是機器壓碎的，有稜有角，一腳踩下去，所有的角度都會刺傷腳底。他舉步維艱，不知道腳要往哪裡踩下去。他事前完全沒有心理準備要走這樣的路況，過去踩在滾燙的柏油路上還能輕鬆自如，但遇到這種石礫幾乎要投降了，每一顆石頭都像利刃，尖銳無比——然而放眼望去，沒有盡頭……

早在前幾天，孫正春的腳底已破皮，其他部位被摩擦得又紅又腫，如今走到這兒幾乎受不了；只見他挑著走，專心找沒有碎石的空檔，即使一個洞也好——結果沒有，連一個讓他落腳的孔都沒有。他只好硬著頭皮走。

後來他發現有些地方長草，尤其是路邊會出現一點草地，他很高興地走過去，然而那些草真的只有「一點」，點綴而已，綠草往橫向延伸還多一些，但若要往前走還是得回到碎石路上。

孫正春所有的心思都在對付眼前的挑戰，盡量不去想還能忍受多少痛苦。然而腳底傳來陣陣劇痛，他隨地坐下，翻開腳底，腳趾頭滲出鮮血，他直接用透氣繃帶纏起來，沿路反覆做這些動作。

由於他走在隊伍最後面，每次包紮完起身後，心裡想的就是「趕上去」。**他所跨出的每一步都讓他更接近終點，但也讓他的腳底痛如刀割。**

走了幾公里，他很清楚自己所面臨的困境，雖然每走一段時間，領隊會預告還剩幾公里，但即便只有一公里，對他都是折磨。他嘗試繞道而行，避免與碎石路正面衝突。

絕不放棄赤腳環島的心願

令人驚喜的是前面出現了一條水溝，孫正春猶如在沙漠中看到綠洲，非常興奮。他最先看到水溝上面鋪有柏油路，立刻走上去，沒想到後面的柏油路又被碎石子蓋住，但他很快便發現水溝裡沒有碎石子，馬上跳進去，水溝的深度跟膝蓋差不多高，頓時人矮了半截；而水溝還有一點流水，他像小孩般踏進水裡，大幅減少了雙腳的刺痛（曾有機車騎士也表示想騎到水溝裡，因為一定比碎石路好騎）。

但水溝走到盡頭又得爬上來，繼續走進碎石路，直到看見下一個水溝又跳下去……無奈水溝不長，能緩衝他腳力的時間有限。

這下慘了，腳底都是灼熱，他只好停下來再包紮。

其實孫正春一直喜歡走起來有點刺激的路，像舊柏油路的那種粗糙地面他最愛，碎石路他也喜歡；但這一次的碎石路實在太長，把他的腳底磨得血跡斑斑，忍受度已經到達極限了。

有句話說：「天堂有路你不走，地獄無門闖進來。」也許此時此刻很適合形容孫正春的心情。

其他隊友不時過來安慰，有人建議他穿上鞋子，他搖手拒絕。其他人只好拍他的肩加油打氣，孫正春可憐兮兮地勉強擠出一點微笑，不然就咯咯輕笑幾聲……他沒有穿上鞋子的打算，**赤腳環島是畢生心願，怎麼可能因一段十四公里的路就放棄？**

最糟糕的時刻已過

走到最艱困的時候，的確有這樣的念頭掠過腦海：「我應該穿上鞋子的。」或者：「我應該搭補給車的。」但終究一閃而過。他鼓勵自己：「**很多困境都是在堅忍時突破的，這種突破會產生無比的力量，支持你堅持到底。**」

這一路上，他花百分之九十九的注意力關注如何跨出每一步；雖然只有百分之一的時間欣賞風景，但作用很大。時序進入初冬，色彩斑斕的葉子掛在高高的樹上，風一吹，落下一地繽紛；陽光穿透薄薄的山嵐而下，灑下一片金黃。有些細的樹枝往下垂，宛如吊燈的樹葉與他們都僅一臂之遙，只要他願意，隨時可以摘下葉子品嘗。

此番美景的確減輕了他腳底的痛苦，尤其瞭解生態的他還聽到畫眉鳥婉轉的叫聲。「如果周邊是水泥牆或樓房，感覺就更不舒服了。」

大家都知道，讓孫正春陷入困境的是他堅毅的性格，同樣也會幫助他撐過艱鉅的考驗。接下來應該不會有再壞的情況，因為**最糟的已經經歷了，這時的他只剩下勇敢。**

挑戰越大，收穫越大

經過懸崖路段，他們來到蜿蜒的樹林。這裡的景致很「復古」，老樹枯木，孤獨挺立，頗有韻致，眼前的海岸山脈，一邊是懸崖、峽谷，一邊是山，大家忍不住駐足觀賞，發出驚嘆：「好美啊！」

再往前走一會兒，終於和可愛的柏油路重逢了。走進都蘭的鸞山部落，彷彿置身天堂，太平洋風光若隱若現。

大夥圍成小圓圈，興高采烈地談天說地，現場是很棒的氛圍，很多人還捨不得十四公里就這樣走完了呢！

這時孫正春也拖著蹣跚的腳步「抵達終點」，加入談話陣容。他說：「我非常勉強地走完了這一段，終於瞭解什麼叫『椎心之痛』了。」感覺走完碎石路微不足道，卻又舉足輕重，「這是一項大突破。」

領隊純湘過了幾秒鐘，腦袋「碰」的一聲，突然驚覺：「原來我們很享受的這一段路，對赤腳走路的孫大哥卻可能非常痛苦。」

一想到這裡，她馬上過去道歉說：「孫大哥，不好意思，對不起，非常對不起，我沒規畫好路線，當初沒想到你是赤腳走路，真是設計錯誤……」

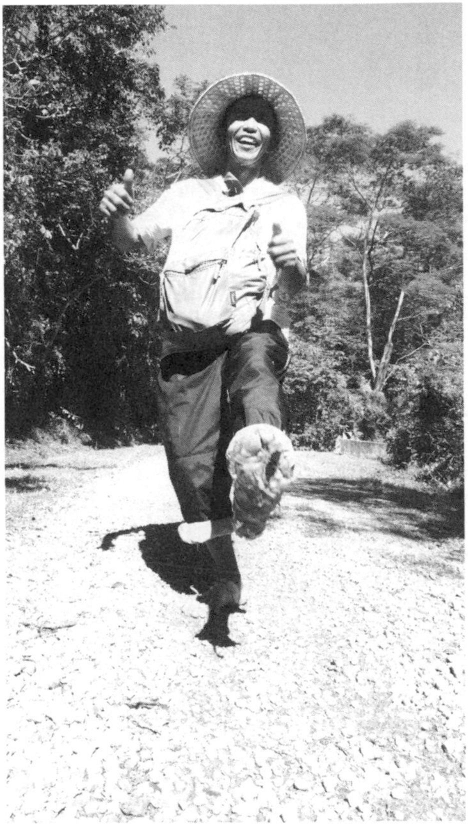

地獄般的痛楚之後，帶來的是突破自我的無限喜悅。

孫正春馬上緩頰說：「哪有什麼設計錯誤？這不是你的錯，跟你一點關係都沒有，這對我是很大的挑戰，更何況我收穫豐富啊！」

但這件事一直讓純湘很糾結，心想：「我怎麼會忽略隊上一位赤腳走路的人？為什麼沒注意到孫大哥的異樣呢？沒聽他叫一聲，也沒注意到他的痛苦……」原來他都忍著，從不表現自己處境的艱難，沒有影響其他人，甚至讓純湘忘記他是赤腳走路了。她很自責，自責自己不是個貼心的領隊，但也欣慰孫正春是這麼有修養的人。「如果孫大哥抱怨一句，只要一句，我就會注意到他，會竭盡所能地幫他一把，他就不會獨自承受這麼大的痛苦……」

走到鹿野時，純湘想起環島之前，自己經歷的那一趟歐洲健走，突然想通了，也釋懷了。她覺得這個挑戰對每一個人都有不同的意義，對孫正春尤其重要。「**我沒有作為，反而讓孫大哥完成了一番作為，因為我知道完成『夢想』對他有多重要。**」一想到這兒，她的心境從原本的罪惡感轉為豁然開朗。

不怕生病、受傷，只怕不能走

隔天見面，大家注意到孫正春的腳底，在黃色的皮膚下，包紮著黑色的膠布，每根腳趾都包紮，連腳踝也包了，從遠處看，像穿涼鞋一般。

孫太太打趣地說：「他準備的透氣膠布比買一雙鞋子的錢還多呢！」

行程走到這兒，很多人都受傷了。其中一位六十五歲的團員在三個禮拜內看了六位醫生、吃了九種藥，他說：「打多少針都沒有關係，只要明天可以走。」一有些人做了必要措施，例如胯下擦乳液（防大腿摩擦），或者預防腳底長水泡，事先抹上凡士林。

梁教授在隊伍中一向走在後半段，如今她的腳底也起了水泡，而且分為兩處，一處是小水泡但紅腫破皮了；另一處則是一大片，占腳底面積的一半。

孫太太用「穿針引線法」幫她除水泡。這方法是將線穿到針上，針頭以酒精消毒，線則沾上優碘，用針戳破水泡的一邊，再從另一邊拉出來，讓水泡裡的水順著線頭流出去，直到流完為止；而線停留在裡面的同時，由於優碘滲透其中，具消炎作用。至於針的傷口非常小，用一般優碘或曼秀雷敦軟膏清潔即可。

領隊說，其實健走的鞋子應該大一點，尤其是超過二十公里以上的長距離健走；因為地心引力的關係，全身的血液都流到了末梢神經。**一般而言，走到下午腳底會腫脹，手指也會，所以鞋子至少要大半號以上，當預留空間。**

然而，熱愛單車環島的志工蘇游卻不愛穿球鞋，生性瀟灑的他從玉里加入陪走時就穿著涼鞋。有人覺得不妥，勸他穿球鞋，他說：「沒問題啦，我都是這樣穿的！」看他這麼固執，有人想出折衷方法，「穿涼鞋也好，但加雙襪子吧！」蘇游還是依然故我。正所謂「不聽老人言，吃虧在眼前」，不到半天，他的腳就破皮流血了。他笑說，這種健走跟單車環島真的很不一樣。

陪他一段

拋開不必要的疑慮，挺著不到三個月的肚子，羽佩加入了陪走行列。為了親愛的爸爸，她只是想陪他一段，不在爸爸這個最重要的夢想中缺席。

懷孕了還可以走嗎？

羽佩加入後的第一個行程，就是陪爸爸挑戰最艱鉅的「十四公里碎石路」。一早，當她親眼目睹爸爸用膠帶捆腳板的畫面時，不捨之情溢於言表，忍不住問：「一定要打赤腳嗎？」爸爸很自然地回答：「是啊！」她看出爸爸的堅毅，沒再多說什麼，跟媽媽一樣默默陪走。貼心的羽佩與爸爸走在隊伍最後，感覺像是父女守護著整支隊伍；其實，另一個原因是——她懷孕了。

她是「每日一萬步」的實踐者，本來也想跟父母全程參加健走，因為環島行程對她來說「超酷的」。但懷孕打壞了計畫，只好改為陪走。

不過，懷孕不到三個月的她對長距離陪走仍有疑慮，行前問爸爸：「我這樣還可以跟你們一起走嗎？」孫正春反問女兒：「**你有聽說野生動物懷孕就不再走動的嗎？**我們看Discovery頻道，羚羊或犛牛整群前進時，不是會看到某隻動物停在草原上生產？野生動物傳給下一代的基因非常強，否則無法適應大自然的嚴苛考驗。」這話當然不是要我們跟野生動物相比，而是人類偏離自然太遠了。此外，他也拿三十年前的婦人懷孕為例，當時生活環境不好，每個孕婦還不都是照常工作、挑水？在山區的孕婦還得下田種稻哩！他建議女兒**跟著隊伍走，不必害怕，累了就休息。**

只要能動，就能擁有健康

走路，在孫家是生活的一部分。羽佩印象很深的是有一次同學問：「為什麼你的爸爸、媽媽都在走路？」因為她爸爸的觀念是**活著就要動，而走路是運動的一部**

分，能動就能擁有健康。爸爸希望她有健康的身體，和持之以恆的運動習慣。

由於學生功課多、考試壓力大，無法長時間走路，而打球需要場地、工具和陪伴者；所以她和哥哥一樣選擇伏地挺身和仰臥起坐。這兩樣運動隨時可以自己做，不花錢，很省時，也達到運動的目的。

有一次睡前做伏地挺身時，哥哥發現她的姿勢不正確，此時爸爸上前糾正說：「你先撐著，撐個幾秒再往下壓。」教她將伏地挺身以拆解的方式，一步一步地做。羽佩學會正確的伏地挺身後，每天持續做一、二十下，從未間斷。

那是呆板的動作，卻是生動的記憶。

長大以後，羽佩在求學與工作上遇到困難時，**也以「拆解」方式解決，一步一步分開來，今天做一點，明天再多做一點……最後都能完成。**

另一個影響是預防生病。她從小鼻子過敏，一早起來會打噴嚏流鼻水，自從做伏地挺身之後，這些問題都消失了；她猜想跟每天做伏地挺身的擴胸運動有關。直到現在，如果感覺鼻塞、快要感冒了，她就雙手撐在地板上，撐個二十秒（身體還不要壓下去），鼻子就通了，很有效。

羽佩懷孕後期，由於肚子太大而無法再做伏地挺身與仰臥起坐，於是就持續健走，每日仍走一個半至兩小時。這一次的陪走，她就當是長時間的運動。

愛他就陪他走一段

在羽佩的記憶中，深藏著一段與走路有關的小插曲。

羽佩在懷孕的前一年，曾因子宮內膜異位開刀，那是她第一次開刀。她的個性比較容易緊張焦慮，孫正春為了給女兒精神上的支持與鼓勵，特地從埔里走路到台中中國醫藥學院探病，這段距離長達六十公里。他直接走到病床旁告訴女兒說：「爸爸走路來為你加油，你要勇敢喔，不要怕！」然後搭車回埔里。隔天一早，他再從埔里走到台中，就這樣連續走了三天。

羽佩感受最深刻的是自麻醉中醒來後，看到爸爸坐在病床旁握著她的手，還為她挑選了一首旋律平靜類似聖歌的音樂；她忘了是英文還是西班牙文歌，同一首歌不斷重複地播放，在當下她感覺非常安心，非常感動。

爸爸陪伴的畫面，她一直記在心裡。所以她也想陪他，特地挑選環島健走，陪他一段。

走路，是與自己內心對話

台東那幾天天氣很好，每個成員都穿短袖，連羽佩那怕冷而冬天要穿七、八件衣服的爸爸也穿短袖。鹿野是繞山走，四周都是禿禿的山，海拔較高，房屋都在腳下，兩旁種的是風景樹，像是走登山步道，走起來非常舒服。

他們行走約兩個多鐘頭會停下來休息。有時是找涼亭、公車站，像台東的路很寬，他們就在大馬路旁較陰涼處，直接坐在地上用餐。

羽佩婚前也是水沙連挖金隊的一員，每晚邊走邊聊，行走速度不快，「我以為環島健走也是這樣，但這裡幾乎排一縱隊，單獨地走，行進期間很少講話。」外籍朋友腳程大，速度快，走在最前面，把隊伍拉得很長很長。

孫正春夫婦的腳程可快可慢，速度隨自己調配，有時他們想陪受傷、走路較慢的梁教授就走在最後面，像懷孕的羽佩也算「後半段班」。

鋼筋外露的房子，不敢住！

當晚的下榻地點仍是香客大樓。這一路上，他們住了不少品質參差不齊的香客大樓，例如在貢寮住山上的廟、在羅東住媽祖廟、在玉里住慈惠宮……香客大樓有的洗手間很小，非常簡陋，人高馬大的外籍人士進出非常不便，睡的地方有時只容納一個身體的寬度，連翻身都困難。

就在一行人前往入住時，意外發現鋼筋外露，樓梯連手扶梯都沒有，像是還在施工的工地，外籍朋友覺得太危險了。他們幾乎已經退休，有豐碩的退休金，樂於花錢，希望旅途中也有好的享受，「為什麼要勒緊褲帶且勒得這麼緊呢？」終於有人抗議，「我們拒絕住這種危險建築。」要求更換住宿。領隊黃純湘也覺得不妥，後來才在友人的協助下找到民宿。此後的住宿都改為住民宿或便宜的飯店、電信局招待所了。

在太麻里之後，羽佩搭車回家，結束了為期一個禮拜的陪走行程。不過，當隊伍接近台中時，家住附近的她將再度加入陪走行列。

不只是過客

這群文史工作者雖然與健行團隊互不相識，卻熱心地擔任義務的領路人，在這一趟環島行中，成了最重要的在地活字典。

臨時改道，來到台灣「最南點」

隊伍在南部前進。

南部豔陽高照，在中午過後，柏油路滾燙，孫正春夫婦都跳著走，像「熱鍋上的螞蟻」；後來改走路邊，路邊有些地方沒鋪到柏油，偶爾還長一點草，走起來舒服多了。

路經南迴公路進入很窄的路段時，狀況險象環生，貨車和聯結車「咻——」地疾駛而過，一邊是懸崖、一邊是山壁，有些山路還在整修，隊伍在蜿蜒曲折的路間行進，一下子爬坡、一下子下坡，加上逆向而行，Franco差一點被車子撞到，逼得領隊走在最前端指揮交通，「請靠邊走，靠邊，靠邊……」

經過可怕的南迴公路後，有人在當晚的會議中發難，要求改道；有人建議改往台灣的最南端走。純湘這麼解釋：「南迴公路沒有通到恆春鵝鑾鼻，一般的環島就是沿南迴公路繞到屏東枋寮再往北，包括單車環島也是這樣的路線……如果硬要走到台灣最南端就得翻山越嶺，走『阿朗壹古道』（屏東接台東）了。」

大家譁然。

尤其是外國人，提出質疑：「『環島』不是應該走到台灣的最南端嗎？」領隊只好從善如流，調整行程。大夥改由從雙流搭車到恆春，再從恆春往北走。

從港口出發，經過「風吹沙」的岸邊，吹來的都是沙，名副其實，風強到人根本走不動，大夥一步一步移動腳步，不知不覺到了台灣的「最南點」——這是地名，真的有個地方標示「最南點」，抵達這裡，表示已經繞台灣半圈了。

這時，一路相陪的海洋也從太平洋換成了巴士海峽。

恆春半島的東海岸美景盡收眼底，每個團員對臨時改變的行程都讚不絕口。

傍晚在前往地勢較高的大武山住宿時，隊伍轉個彎，正好和夕陽迎面對上，晚霞滿天，往下可俯瞰山谷，放眼望去是一片壯麗的山景。

「哇，好美！」

他們好想停下來駐足觀賞，可惜已近黃昏，沒多久，暮色低垂。

夥伴，再見

隊伍來到高雄，有兩個人要離隊了。

一個是比利時的Bart，他太太是左營人，夢想從太太的故鄉出發環台一圈，後來有人告知這個環島行程，他便從高雄啟程，獨自走到台北再與大家會合；這天走到高雄，他等於環島一圈了。

另一位是梁教授，這一趟她只打算走半圈，因為旅居英國的弟弟要返台，她得趕回去，雖然有人糗她乘機「落跑」，但她一點也不介意。一路走得筋疲力竭的她，雙腳早已吃不消。「我樂死了，至少體驗了走長距離的滋味，看了不少漂亮的風景，這是我生平第一次走長路啊！」她打趣地說：「依我這『材料』能跟他們走台灣半圈，已經很滿足了。」

離隊之前，梁教授說，她覺得最舒服的是走東部的自行車步道，就是一條單純的省道，一直走，不像其他路段在轉彎處都有志工等，她可以安心地走在後面。

梁教授的困境是她心臟不好，走上坡路段特別喘，也走得特別慢，所以都得有人陪，這也是她感到不安的地方，可是要她走快又沒辦法。曾有一次，走得快的隊友們在某個地點等梁教授，好不容易梁教授到了，而他們也休息夠了準備上路。梁教授想：「這時我是要休息還是跟著走呢？」她只好跟著走，根本沒時間休息。有一次他們休息時間夠長，梁教授比平日早一點趕到，便搶先一步說：「我先走了。」沒想到他們一個個趕上了，梁教授又成了最後一名。

走在最後面的人都有一種「拖累全隊」的愧疚感，梁教授就是這樣。她的腳程慢，一路陪她的是孫正春夫婦。她說：「如果他們沒來，我一定不會參加，他們夫妻真的很會照顧人。」

梁教授揮別了大家。接著，隊伍繼續前進。

在地文史工作者加入，擔任領路人

西岸的路況迥異於東岸，少了自然景觀，而多了火車站前洶湧的人潮。幸好，後來有「文史工作者」加入。

話說，蘇游從玉里陪走一個禮拜後回到了台中，台中路段就是由他這位在地人規畫，他說一樣可以讓大家回到火車站，而且是走很漂亮的鄉間小路，例如后豐步道。

領隊純湘的確也發現一種情形，當初的規畫都在辦公室內，但在旅途中，常有在地人建議：「其實你可以走這一段，避開車子……」或者：「你怎麼沒走風景比較漂亮的那一段……」這些人口中的「這一段」、「那一段」，都只有當地人才知道。由於東岸本來風景就美，沒大礙，但轉到西岸怎麼辦？可以想見市區幾乎是人車（大卡車、大巴士）爭道的情形。於是領隊靈機一動，開始調整路線，改找文史工作者協助。

行程一改，領隊顯得異常忙碌，常常邊走路邊打手機聯絡，而所有的資料不是放在包包就是掛在手上，沒想到一陣風吹過，順勢把資料捲走，她急得跪在地上，先用石頭壓著資料，雙腳則跪著壓住另一些資料，手機夾在耳邊繼續講，等事情處理妥當再追上隊伍。

純湘特別稱讚這些文史工作者，他們與這支健行隊伍彼此互不相識，但都願意當義務的領路人，看來「文史工作者」以後會是環島旅行團最重要的活字典了。

沒有招牌的火車站

這支環島隊伍還有一個特色，就是每到一個車站都會拍照留念，但在新竹集合時竟然沒看到「新竹車站」的招牌，隊友打趣說：「以後照片出來，沒有站名的就是新竹了。」

摔破頭也傷不了熱情

隊伍北上來到淡水，也就是環島的倒數第二天，孫正春接到台大文學院院長朱

唯一沒有招牌的新竹火車站，讓大家印象更深刻。

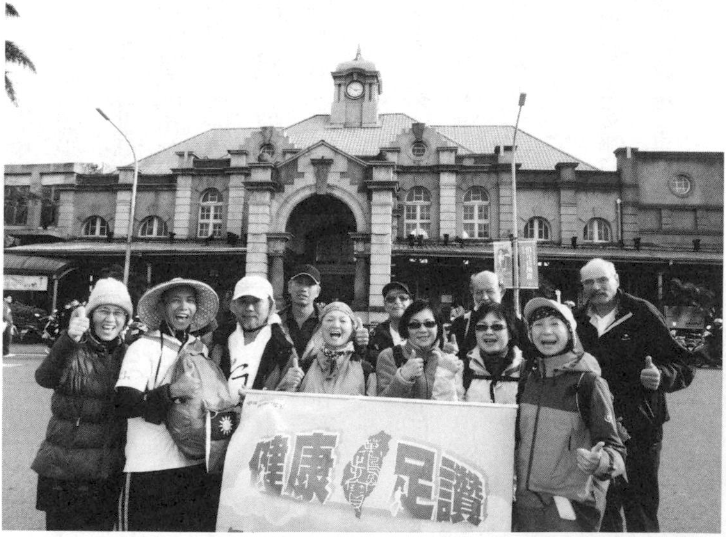

炎去世的消息，朱孫兩家有私交，他無論如何都要去探視，於是夫妻倆特地從淡水趕到台大，再回到淡水時已是午夜了。

由於半夜睡得少，加上下雨地滑，孫太太一不小心從車上「砰」地摔了下來！這下摔得不輕，孫正春立刻搭秀娥開的補給車送太太到淡水馬偕醫院。

儘管在醫院裡，頭部縫了好幾針，但為了歸隊，孫太太竟匆匆趕回住宿地點，沒有留院觀察，而且一句話也沒跟大家提。孫太太解釋：「因為快抵達終點了，不要為了這種小事驚動大家。」

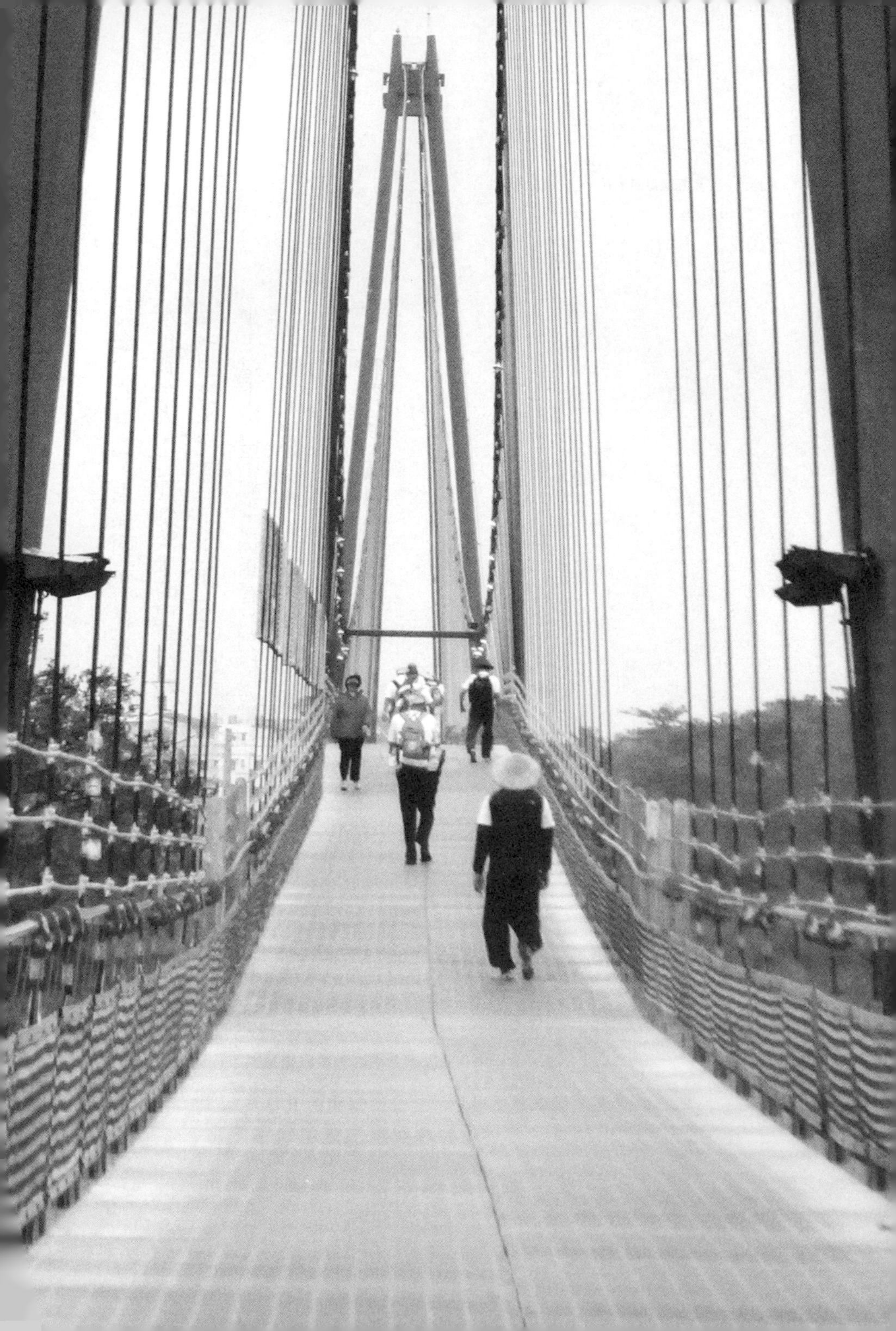

邁向夢想的終站

從總統府到一〇一大樓，一般人大約走一小時就到了，他們卻走了四十五天。從日出走到日落，穿過鄉鎮越過村落，健走環台的夢想，是每個人的寶藏。

秀娥打前鋒，賣力行銷健走隊

行程接近尾聲，秀娥開的補給車也接近了報廢狀態。

這一趟，對這位默默付出的志工可說收穫滿盈。

一開始，極少開手排車的她在第二天就發生狀況，在趕路時不小心撞到別人家的鐵門，孫正春不但不心疼自己的車，反而說：「**旅行就是要冒險，嘗試錯**

誤，才會有成長的機會。」由於主人不在家，秀娥抄下電話，由孫正春打電話向對方賠罪，沒想到對方說他們太誠實了，不予追究，他們幸運地遇到了大好人。

秀娥的角色很機動，如果有人身體不舒服或腳受傷，可以搭她開的車去看醫生或休息。此外，她也張羅餐點，大家看到秀娥，就代表「食物來了」。團裡的Lo不吃豬肉、梁教授吃素、有人固定吃漢堡（有7-11就能解決）、午餐則以便當為主……大概抓這幾個大方向即可。孫正春夫婦三餐都自理（自製優格配青菜），根本不用她操心。有一次她還找到一個社區活動中心吃流水席，讓外籍人士體驗不同的台灣風情呢！

類似流水席這類免費飲食，都是靠秀娥打前鋒賺來的。她每到一個村莊，都喜歡停下腳步跟在地人話家常，順道行銷這支健走團隊。她覺得跟他們交流很必要；因為健走隊伍走到哪兒都會引來好奇的眼光，當他們瞭解之後，會為大家加油打氣。有些人甚至覺得「環島健走」太厲害了，熱情地請客，例如在自強外役監獄附近，他們經過一座廟，廟祝送了大家一箱舒跑；又如半路遇到一位種白柚的農夫，秀娥過去跟他聊天，農夫就送上一箱柚子……有些純樸的在地人看他們趕路滿身大汗，忍不住給予掌聲，全隊聽得懂這掌聲背後的意義，那是精神上的鼓勵，這時大家心情會放鬆，很多疲倦就這樣消除了。

此外，當地人也會提供一些協助和資源，例如Lo中暑，農夫見了便用一種草藥搽在他身上，症狀馬上解除了。另外，在地人也會提供景點或美食，這都是秀娥事先打前鋒的成果。

以郵戳記錄移動的腳步

秀娥的碩士論文是研究老人。某日下午，隊伍走在茄萣的海濱，台灣海峽的浪似乎比太平洋小一點，老人家坐在河堤上享受著舒服的海風。秀娥想：有些老人大概從小就坐在河堤邊的椅子上看海，直到年老的吧！他們應該有很多故事吧！便趨前跟他們談心，她想擁有和老人接觸的經驗，透過大量蒐集共同的記憶，當下一次跟其他老人談話的題材，而這些人生故事也可讓她增長見聞。想不到老人家也展開雙臂歡迎她，覺得年輕人懂他們，樂於分享。

大約從健走的前一年開始，秀娥參加了一個跨國交換明信片的網路活動「Postcrossing」。她到處蒐集台灣旅遊地的明信片，這一趟環島，她就帶著這些明信片，每天都寄一張給自己，將明信片當作日記，以郵戳記錄自己移動的腳步；也許幾個月後印象模糊了，但寫的當下還記憶清晰，記得當時的情景，這麼薄的明信片卻能承載環島的點點滴滴，回味旅遊時光，是給自己最珍貴的小禮物了。

這趟環島也激起她更深思寫論文的意義，而不是為了完成論文而已。

一雙「真皮鞋」，行遍天下

十二月三十日一早，隊伍從仰德大道一路走下坡經中山北路，如期抵達一〇一大樓，現場以熱情的原住民舞蹈歡迎大家，每個人都上台接受紀政和政府官員的頒獎。

回想四十五天前出發的情景，有人說，**從總統府到一〇一大樓，一般人的腳程大約走一小時就到了，他們卻走了四十五天**；從日出走到日落，穿過鄉鎮越過村落，每個人都珍惜完成環島的夢想。

他們摸摸這四十五天協助完成夢想的雙腳，有些人說根本不覺得痠，因為已經麻痺了，「但是赤腳走路的孫大哥呢？孫大哥咧？孫大哥孫大哥……」大家很好奇赤腳環島的雙腳現在是什麼感覺？

純湘主動加入談話的陣容說：「這四十五天，孫大哥和梅香姊都打赤腳，腳底已經變成了他們的鞋子，他們才是穿『真皮鞋』的人。我們走大馬路，釘子穿過我們的皮會流血，但穿過他們的皮不會，他們的腳底經過這二十幾年來赤腳的磨練，長出一層又一層厚厚的繭，磨出的一雙真皮鞋可以行遍天下了。」

的確，這四十五天什麼路況都有，只有他們才能感受從北到南一路上有多少細小的玻璃或碎片，他們應該忍受了很大的痛苦。即使如此，他們接受所有的路況，不尋求任何協助，完全由雙腳去適應，而且永遠笑咪咪的。

四十五天，只花七百四十五元

完成環島健走的當晚，紀政特地設宴款待他們，同時送給每人一個大紅包。這紅包就是當初報名繳的五萬塊的剩餘款。

頒獎的同時，也揭曉了大家的花費——結果不出所料，花費的前四名都是外籍朋友，不過也只花了三萬多元喔。至於孫正春夫婦，領的紅包是九萬零九百九十六元，夫妻倆花不到一萬塊，全隊最省；其中有七千多塊還是女兒陪走所產生的費用，他們實際的花費是一千四百八十九元！

他們的住宿費只花在兩個晚上：一晚是孫太太在淡水時受傷了，被要求一定要住宿；另一個地方是中壢會館，由於多訂房間，順便分攤大家的費用。至於餐費，都是不得不跟大家用餐的費用。嚴格說來，夫妻倆平均一人只花了七百四十五元，省得讓人難以置信！

不過，他們行前花了一萬多塊改裝車子，三餐都吃自製的優格（車上擺燜燒鍋和食材），縮減了住宿和三餐費用。

接下來是參加元旦健走了。

以完成環島健走迎接二〇一二年的到來，尤其是新的一年開始，這是多大的祝福！

兩歲的小孫子也愛走路

返回埔里後，孫太太感冒未癒，順便乘機到醫院做健康檢查。醫生秀出色彩清晰的３Ｄ影像說：

「你看，你的血管的這一小處比較狹窄，是血壓長期偏高的主要原因。」

醫生開出藥方，囑咐她按時服用。

孫太太說：「沒想到這一次環島，把我潛藏在身體內的病因都找出來了。」

她除了吃藥之外，走得更勤了。「**健走是我保養身體的主要方法，我靠它增加免疫力，抵抗病魔。**」

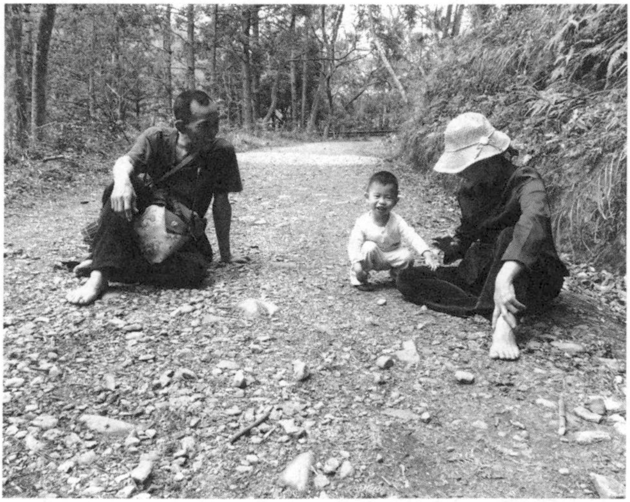

小孫子也跟阿公、阿媽一樣喜歡走路。

值得一提的是，當時懷孕陪走的女兒羽佩，後來生了個兒子。在懷孕期間持續走路的她一直很健康，連小毛病都沒有，「很多剖腹產的媽媽由於子宮收縮會很痛，我一點都不痛，產後也不痛，不知道是不是常做仰臥起坐、伏地挺身和走路的關係？」她猜測也許是肚皮肌肉練得結實，復元快，所以較不痛吧。

孫正春夫婦平日也帶孫子一起走路。小孫子才一歲兩個月大時，就曾走半圈操場（二百公尺）；到了一歲八個月大時，可以走一公里的路；兩歲時，能邊走邊玩地走滿兩個小時。

羽佩覺得小朋友從小養成走路的習慣是一件很棒的事，尤其在家裡容易接觸電子產品，她更希望孩子多到外面探索大自然和體驗周遭環境。

有一次，走在前面的兒子突然停下來，她跟過去，兒子轉動一雙清亮的眼眸示意有了新發現，她這才注意到：「喔，原來松鼠在樹上……」

曾有一回，一個比她兒子還大的小朋友也在操場上邊走邊玩，但才走幾分鐘，小朋友的媽媽就一手把孩子抱起來，口中喃喃地說：「要讓他休息一下。」羽佩覺得很多媽媽都過度保護孩子，擔心走太久不好，但她看兒子走路的情形發現，「小朋友走累了就會自動坐下來休息，沒有大人想的笨。」

環島健走滿一年後，一行勇士們約好到埔里孫正春家聚餐。久違後重逢，大家嘰哩呱拉，有說不完的話題，其中一位年紀最長的團員說：「走完台灣一圈，到現在都還很神氣喔！」

【孫正春現身說法】

如何實踐抗癌三部曲？

孫正春成功地靠健走甩掉身上的腫瘤，同時也甩掉了體重——他目前擁有十八歲時的體重，走起路來腳步輕盈。不過，這是個案，而且沒有醫學根據證明腫瘤可以靠健走消除，所以在看他的故事時，不妨解讀為孫正春以健走當作「保養」的方法。他在面對各方求助的朋友時，都是以與大家分享走路的好處為主軸。

他堅持「動、綠、奶」對普羅大眾的好處，所以不厭其煩地希望大家多走動、多吃綠色無污染的食物、多喝酸奶（優格）。

常有「都市人」問他：**「我住在台北，沒有地種菜，也沒有時間走路，更不敢吃優格，像我這樣的一般人要如何在生活中實踐『動、綠、奶』？」**

孫正春是這麼說的——

動：走路很簡單，就是走出去而已

二十多年前，有一次，我回台北的植物園（林業試驗所的辦公室在植物園內），發現有幾個同事是走路上、下班，而且早在我之前就這麼做了，只是他們走的路程比較短而已。

我建議大家不妨也試著走路上、下班。

至於「打赤腳」部分，我是因為不喜歡穿鞋才打赤腳，如果怕腳受傷，當然穿鞋子比較好。

我認為走路才是重點，不是赤腳。

有人認為我打赤腳很特別，怎麼會呢？古老的人不都是打赤腳嗎？他們根本沒有鞋子穿啊！或者後來有鞋子也捨不得穿！從這個角度看來，我們的老祖先才是赤腳走路的起源。

我鼓勵大家走路，走路是最緩和、最舒服、最簡單的一種運動，隨時隨地都可以進行，不需要技術、不需要夥伴。

人類是「動」物，本來就應該常動，但隨著電腦發達，人類坐在電腦前的時間越來越多，動的時間越來越少，好像自我限縮不動了，可以想見，文明病也可能尾隨而來。

有些人想走路，但煩惱找不出所謂的「健走路線」，與其說找「健走路線」，不如直接找時間。

其實走路很簡單，就是走出去而已，很多人覺得要走得快、要流汗，效果才會出來，其實不是，就是動而已。走路沒有訣竅，慢慢走，不要急，才能走得遠、走得久。

重點是「不能有惰性」。

人的惰性每時每刻都存在，你的腦海必須有一個「不怠惰」的機制監督你。

很多人會用天氣當怠惰的藉口，例如今天天氣太熱、今天下雨……就不出門，等天氣舒服一點再出來鍛鍊身體，這樣不行。

「惰性」最危險，它是失敗的主因。

綠：一個盆栽種一棵菜，綠色食物自然來

至於「綠」的部分，這是相對的問題，畢竟森林在鄉下比較常見。但你可以讓自己常接觸綠的環境，例如到公園走路。

曾有人問我：「我住台北公寓，不像你在鄉下有自己的地可以種青菜，我唯一可以利用的空間就是陽台，在陽台上種盆栽也可以達到所謂綠的環境嗎？」

我說，既然你可以種盆栽，為什麼不在盆栽裡種菜？如果你家陽台有三個盆栽都改為種菜，一個盆栽種一棵菜，你的食物中就增加了三樣無污染的綠色食物（青菜），你起碼可以這樣做啊！

例如：種蔥、香菜、九層塔、芹菜、辣椒、野人參、皇宮菜、豆芽、苜蓿芽、小麥草、菊苣……這些都是比較容易成長的綠葉，由於是自己種的，沒灑農藥，都可以生食，而且吃得很安心。

以萵苣為例，萵苣隨時可以摘下來，洗淨生食，吃起來又脆又甜。萵苣可

以抽心，一直抽得很高，葉子可以從底下一直往上拔，如果照顧得好的話，心會長得很長，你每個禮拜都有機會吃到它的綠葉，梗也可以做醃菜。

吃自己種的青菜，跟在外面買青菜是完全不一樣的感覺。而且用盆栽種青菜，一般人比較會注意（比起在盆栽種花），因為那是你的青菜來源啊！

另外，當你的盆栽改種青菜，有了心得之後，自然會從三盆盆栽增加到四盆、五盆……甚至想盡辦法種其他種類的蔬菜，這樣即使你在都市生活，一樣可以實踐吃無污染食物的境界。

一般人不敢生食青菜，這滿可惜的。目前比較普遍生食的菜是高苣、美國芹菜、高麗菜、苜蓿芽等，或是像其他有澀味的青菜也都可以生食。

「綠」涵蓋的範圍很廣，泛指「純淨」、「自然」的植物，像無污染的稻米或糙米也包括在綠這一項，當然呈現「綠色」就更棒了。

如果不敢生食，我建議你試著用海苔包青菜吃，例如包苜蓿芽吃，或者撒一些芝麻粉，或者吃土司或饅頭時，中間夾一點生菜（青菜），用這種方式學習生食青菜，就會慢慢習慣。

目前有些縣市有些地會租給民眾，你可以租幾坪，一個月幾百塊而已，那也是一個機會。當你親手種綠色食物，當你自己親自體會，接下來你就可以找到很多跟「綠」有關的事物了。

奶：不愛優格，慢慢學著接受就可以

再來談「優格」。

我知道有些人不愛吃優格，就像我當初覺得它有一股發酸的臭味一樣；**但優格所含的乳酸菌，目前已被國內、外生物學家證實，與健康長壽有著非常密切的關係**，國際上有幾個長壽村的共同點就是吃優格。

關於乳酸菌的報告非常多，主要是因為乳酸菌有調節腸胃功能，對消化系統幫助很大，它們就像勤奮的糾察隊，督導體內優秀的腸道菌群好好工作，因為有些腸道菌群確實有點行為偏差，干擾秩序，所以乳酸菌的存在就是讓優秀的腸道菌種維持優勢，壓抑壞的菌種。

在人體腸道內棲息著數百種細菌，其中對人體健康有益的叫益生菌，以乳酸菌為代表；而有害菌也是一個不小的團體。

當益生菌占優勢時，人體保持在健康狀態；反之，則處於生病狀態。如果腸內處於正常狀態，好菌便能發揮效力，大量分泌液體，這些分泌物隨著血液遍布全身各處，賦予細胞活性，形成健康的身體。這些資訊在網路上都查得到，都說明了乳酸菌對身體的好處。

所以**即使你不敢或不喜歡吃優格，不妨試著吃，慢慢學**，很多事情都是苦苦地學，我們都可以學著吃點苦，我以前吃的綠葉都是苦苦的沒有味道，偶爾吃點苦也會變得很享受。

每天從款待「致命性的好朋友」開始

最後，來談人人畏懼的癌。對我來講，「癌」是自己養出來的，當然消得下去；除非是「器官退化」，例如衰竭、壞死、老化……因為人不可能返老還童，癌細胞當然也是如此。

當身體健康的細胞與癌細胞纏鬥，如果健康的細胞一直保持優勢，癌細胞就不太會復發；但癌細胞隨時都會伺機重新再來，所以要隨時提高警覺，不要喚醒原致癌基因。

其實「原致癌基因」每個人都有，如果我們是自然的生活，原致癌基因沒有活性，我們就過得很好；如果不自然（不正常）的話，原致癌基因就開始做怪，癌症便出現了。例如，處在污染的環境裡、輻射線下等等，都會助長原致癌基因發展，所以我要不停地動，我要吃無污染的綠色食物，我要吃容易消化的奶製品當我的營養，來鍛鍊我體內的健康細胞。

我認為癌細胞隨時都跟我們在一起，就看你怎麼跟它互動。這是我個人對「癌」的理解。

二〇一四年，我最大的改變就是「不應酬」。應酬雖然可以吃到一些好料，但推測我的細胞會不高興，只是它們不會講話而已。我常喝森林水、生活在綠色的大自然環境、吃自己種的菜，這些都是細胞最喜歡的居住環境；如果去應酬，食物來源不明、過鹹過油，恐怕身體要抗議了。

其實癌系統就是要在你身體的相關管道製造障礙，亦即所謂的「生腫瘤」；但身體任何一個地方有障礙，就要想盡辦法把它打通，我個人是以走路為主。

這些改變當然不容易，不過我是個擇善固執的人，認為對的就會堅持到底，不會放棄。

我美好的一天都是從款待這些「致命性的好朋友」開始的。所謂「致命性的好朋友」指的就是腫瘤。

我每天一早起床就確實執行動（敲腳板、走路）、綠（吃綠色植物打的汁）、奶（吃優格），一點都不敢大意。直到現在，我認為癌系統仍在體內，沒有消失，只是被控制住了。

我每天持之以恆的作息、健康的飲食及足夠的運動量，讓「好朋友」無法輕舉妄動，已經二十三年了，我們彼此相安無事，這些好朋友已經好久沒來看我囉！

總的來說，「動、綠、奶」是孫正春鍛鍊和治療身體的架構，也是適合自己生活的方法，更是養生祕訣。

這三個條件的搭配非常完美，無懈可擊。

【後記】

每個人都有改寫人生劇本的能力

初見面就印象深刻

第一次見到孫叔叔和梅香姊（孫正春夫婦），是二〇一四年年初在寶瓶文化的辦公室。夫妻倆剛好到台北聽一場演講，寶瓶文化逮住機會，約他們順道到出版社洽談《走路讓我重生》的故事。大家約好早上十點半碰面。

但超過約定的時間，他們仍未出現，一問之下，原來還在路上。

「我們已經『走』到明曜百貨了，大概還要十幾分鐘吧！」

「你們走路過來？」

「對啊對啊，下了客運後從火車站走過來。不好意思，時間沒抓準……」

這段對話讓人感覺意外卻又不意外，他們本來就是走路的人啊！

儘管我事前已閱讀過他們的故事，但夫妻倆一現身，感覺還是很新鮮——他們光著腳，褲管捲至膝蓋，後面背著背包；孫正春皮膚黝黑，個頭不高，身材削瘦卻充滿活力，而梅香姊因做瑜伽還維持著窈窕的身材。他們都注意到大家好奇的目光，呵呵笑了幾聲說：「赤腳走路比較舒服！」

但台北的路，孫正春走起來不習慣。「我最怕都市騎樓亮、平、滑的地板，走在上面全身起雞皮疙瘩，台北的路就是這樣，走起來不舒服。」不過他興致勃勃地講起一段出版社隔壁棟大樓地下室停車場的斜坡車道，我猜沒有人會注意，那是車道出入口。他說：「地面約三吋的磁磚地質堅硬，上面有多個凸起，粗糙度對我來說有點像細石頭，踩在上面覺得真好……」其實這一類的磁磚具止滑功能，任何車子在上面都會顛簸跳動幾下，根本不適合走路。夫妻倆同行，他一向走在前面，太太被基隆路和忠孝東路的紅燈擋住了，他就乘機在那磁磚上來回走好幾趟。

兩人在出版社停留的時間不長，他們不要版稅、放棄著作權，只希望藉此來推廣「走路」。他自豪在埔里擁有一座自己的森林，自認為是富裕的人，所以什麼都不要。

離開出版社後，他們原本打算從基隆路走到古亭區，但恐怕時間來不及，只好搭捷運。我出於好奇，跟著過去。

「通常搭車時，我會穿鞋子。」他主動說明，像早上從埔里搭國光號到台北，上車前就穿鞋，一下車就脫鞋。只見在捷運站入口處，夫妻倆不約而同地從背包拿出鞋子穿上，下一分鐘，他們跟一般人一樣進站搭捷運，沒有絲毫異常。而眼尖的我發現背包裡還有一個一千C.C.的保溫瓶，原來是他們的午餐，裡面裝的是多種食材熬煮而成的粥。

親訪遼闊的森林客廳

決定去埔里採訪時，我心裡最擔心的是飲食問題。

我不吃的食物非常多，每次到別人家作客都得從夾縫中求生存，而孫叔叔夫婦的主食之一「生菜」我不吃，主食之二「優格」更不敢碰。其實下筆寫報導時，雖然心裡欽佩他們清淡的飲食，但實際上我是敬謝不敏的。

果然，第二天一早，梅香姊欣喜地端出一盤特地為我做的豐盛早餐，我記得有切丁的芭樂、切半的橘子和一堆我不認識的生菜，而且是三樣不同種類的青菜，上面則淋了一片軟嫩嫩的優格，整份早餐顏色鮮豔，有綠有橘有白，顯然她也很滿意這份作品，忍不住拿出平板電腦拍下，還邀我入鏡，「來，笑一個！」我努力把笑臉掛在那盤我其實並不敢吃的早餐上；但一離開鏡頭，馬上卸下笑容，支支吾吾地說：「對不起，我……不吃這些，真不好意思。」

她嚇了一大跳，說：「啊，你不敢吃喔？這些很有營養耶！你要不要試試看，吃一、兩口也沒關係……」像哄挑食的孩子。

梅香姊大概從中猜出我的飲食習慣了，午餐的菜餚趨近於「正常」，有魚、有貢丸湯，還有一盤耀眼的滷肉。我馬上抓住滷肉說：「接下來的三天，我只要有這一碗就行。」請她不用費心張羅其他餐點。夫妻倆邊笑邊搖頭說：「這樣不好，不健康。」沒想到接下來幾餐就直接到外面的餐廳了。

那一趟南下，我也走了讓孫叔叔重生的十二點五公里路。與我同行的有梅香姊和她的好友黃太太，孫叔叔則逕自開車到他的森林整地。

那是一條荒僻的山路，綿延不盡，人煙罕至，沿途風景都一致。我們走了近兩個小時，才看見到一個留長髮的男生咬著玉米從轉彎處迎面走過來，原來他是學藝術的在地人，趁假日返鄉；除此之外，一個人也沒有。

途中，孫叔叔打了通電話問我們走到哪裡了，我猜還要走好一陣子，他索性開車過來載我們。當我抵達他的「森林」時，「哇」地尖叫一聲，印象中的森林從來不屬於個人所有，但看到他搭建的「森林客廳」感覺很奇妙，這是精心設計的，不容懷疑。

梅香姊在旁邊的菜園拔了一把山芹菜和一些我沒看過的青菜，到附近一家民宿借用廚房，為我們煮午餐，這時已經超過下午兩點半。山居歲月，時間消逝在不知不覺中，看得出他們頗能享受「山中無甲子，寒盡不知年」的悠閒。

對「時間的腳步」有新體認

另外，**對於「時間的腳步」，我也有新的體認。**

某日我到礁溪老家採訪孫叔叔，由於時間還早，他說：「不急吧，我們先閒聊，等一下再到『外面』談。」我以為「外面」是指門外老人聚集的涼亭，結果，我們走到外頭，路經車水馬龍的大街，遠離市區，往一段較陡的坡段走去。他問我去過「五峰旗」嗎？我說沒有。他說：「太好了，等一下到五峰旗，你再訪問。」這一路我們走了一小時又十五分鐘，原來，這就是他所謂的「外面」

啊！跟我想像中聽起來類似「隔壁」的外面，有天壤之別。我們在沁涼的瀑布下訪談，的確很愜意。

接近中午，他大姊打電話來，要我們回去吃午飯。他說：「好，等一下就回去。」這感覺又像在鄰居家聊天，等一會兒就回自己家吃午飯似的；這時我大概猜到了，賓果，真的是走回去。雖然是下坡路段，但也走了五十幾分鐘，他說：「比較快喔！」完全一派輕鬆。

又有一次，我跟著他們夫妻倆，到新北投拜訪孫叔叔的前主管漆陸忠。漆伯伯在電話中跟我說，從捷運站到他家沒有接駁車，只能搭計程車，大概十幾分鐘就到了。我把這句話轉述給他們聽，夫妻倆研判，搭車只要十幾分鐘，「就走過去啊！」那是仲夏的早上九點半，我走十分鐘就開始流汗，他們則神色自若。這一趟只走了半個小時，抵達漆伯伯家，我們三人異口同聲說：「真的很近！」我不是口是心非喔，而是由衷覺得很近。

我對距離的概念也被他影響了，例如從辦公室走回家需要一個半小時，我以前絕對不可能這樣走，連想都沒想過，現在已經走了好幾回；走一趟下來就日行一萬步了。

人生的劇本，由自己改寫

採訪過程中，我常以自己當實驗品。孫叔叔說走路可以改善便祕，我就走；他說可以用海苔包生菜吃，我就試；他說吃優格對腸胃好，原本不碰的我，現在還自製優格哩！這其中以走路的感受和改變最立即、最明顯。

這段期間，我多次被朋友問及：

「你真的相信走路、多吃綠色蔬菜、吃優格，就可以抗腫瘤嗎？」

我非常認同孫叔叔的兒子羽佑的說法，他說，**父親罹患腫瘤之後用「決絕」的方式「換了一個身體」，原來的壞細胞無法適應，當然不能生存——這才是整個故事的關鍵。**

我相信人類有改寫人生劇本的能力。

這是我的答案。

今古地名對照(括弧內為古地名)

※資料來源:《2011裨海紀遊衛星篇》月曆·國立中央大學太空及遙測研究中心

1 鹿耳門(鹿耳門)
2 安平古堡(安平城)
3 赤崁樓(赤坎城)
4 台南市(臺郡)
5 永康市蔦松(大洲溪)
6 新市鄉社內(新港社)
7 善化(嘉溜灣社)
8 麻豆(麻豆社)
9 佳里(佳里興)
10 急水溪支流,經下營(茅港尾溪)
11 急水溪支流,經鐵線橋(鐵線橋溪)
12 東山(倒咯國社)
13 急水溪(急水溪)
14 八掌溪(八掌溪)
15 嘉義市(諸羅山社)
16 牛稠溪(牛跳溪)
17 民雄(打貓社)
18 三疊溪(山疊溪)
19 斗南(他里務社)
20 斗六市柴裡(柴里社)
21 新虎尾溪(虎尾溪)
22 濁水溪(西螺溪)
23 舊濁水溪(東螺溪)
24 社頭鄉舊社(大武郡社)
25 彰化(半線社)
26 和美鎮頭前里(啞束社)
27 大肚鄉社腳(大肚社)
28 沙鹿(沙轆社)
29 清水(牛罵社)
30 大甲溪(溪)
31 大甲鎮社尾(大甲社)
32 大甲鎮西勢(雙寮社)
33 苑裡(宛里社)
34 通霄(吞霄社)
35 後龍鎮新港(新港仔社)
36 後龍鎮後龍(後壠社)
37 竹南鎮中港(中港社)
38 中港跟新竹間的海邊(小港)
39 新竹市(竹塹社)
40 蘆竹鄉南崁(南崁)
41 八里鄉龍源、米倉(八里分社)
42 淡水(淡水)
43 關渡(甘答門)
44 士林區社子(麻少翁社)
45 滬尾漁港(淡水港)

附錄一

裨海紀遊9天

【路線圖】

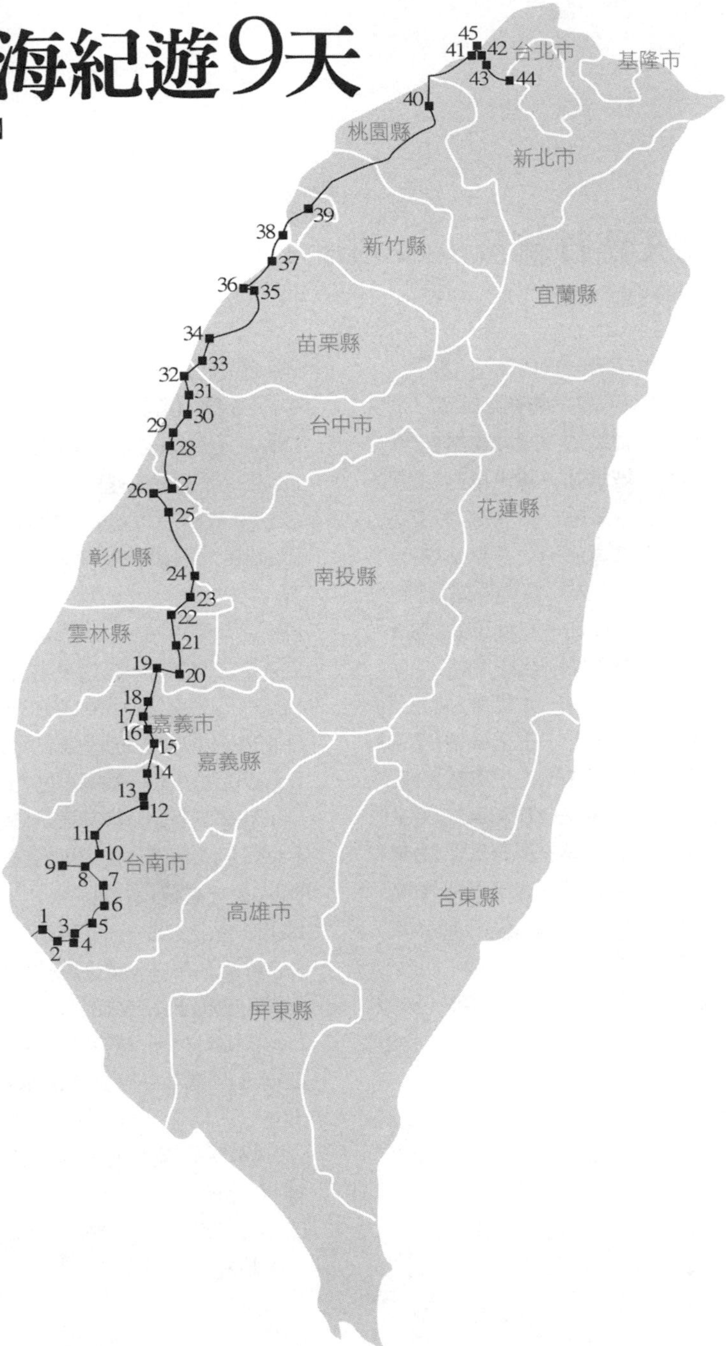

45天路線總覽(以火車站為每日集散點)

※資料來源:希望基金會

Day1 總統府→八堵車站(基隆)
Day2 八堵車站→貢寮車站(新北市)
Day3 貢寮車站→頭城車站(宜蘭)
Day4 頭城車站→羅東車站(宜蘭)
Day5 羅東車站→新城車站(花蓮)
Day6 新城車站→花蓮車站(花蓮)
Day7 花蓮車站→壽豐車站(花蓮)
Day8 壽豐車站→鳳林車站(花蓮)
Day9 鳳林車站→光復車站(花蓮)
Day10 光復車站→瑞穗車站(花蓮)
Day11 瑞穗車站→玉里車站(花蓮)
Day12 玉里車站→池上車站(台東)
Day13 池上車站→瑞和車站(台東)
Day14 瑞和車站→鹿野車站(台東)
Day15 鹿野車站→台東車站(台東)
Day16 台東車站→太麻里車站(台東)
Day17 休息日(台東)
Day18 太麻里車站→大武車站(台東)
Day19 大武車站→雙流森林遊樂區(屏東)
Day20 佳樂水→恆春(屏東)
Day21 枋寮車站→東港大鵬灣(屏東)
Day22 東港→屏東市(屏東)
Day23 屏東(嶺口)→高雄
Day24 休息日(高雄)
Day25 真愛碼頭→岡山車站(高雄)
Day26 岡山車站→台南
Day27 台南→台江國家公園(台南)
Day28 台江國家公園→布袋(嘉義)
Day29 布袋→六腳鄉蒜頭糖廠(嘉義)
Day30 六腳鄉蒜頭糖廠→斗南車站(雲林)
Day31 斗南車站→二水車站(彰化)
Day32 二水車站→花壇車站(彰化)
Day33 花壇車站→台中車站(台中)
Day34 台中車站→后里車站(台中)
Day35 后里車站→銅鑼車站(苗栗)
Day36 銅鑼車站→談文車站(苗栗)
Day37 談文車站→香山車站(新竹)
Day38 休息日(新竹)
Day39 香山車站→新竹車站(新竹)
Day40 新竹車站→楊梅車站(桃園)
Day41 楊梅車站→桃園車站(桃園)
Day42 桃園車站→板橋車站(新北市)
Day43 板橋車站→捷運淡水站(新北市)
Day44 捷運淡水站→陽明山中山樓(台北市)
Day45 陽明山中山樓→台北101(台北市)

附錄二

環島45天

【路線圖】

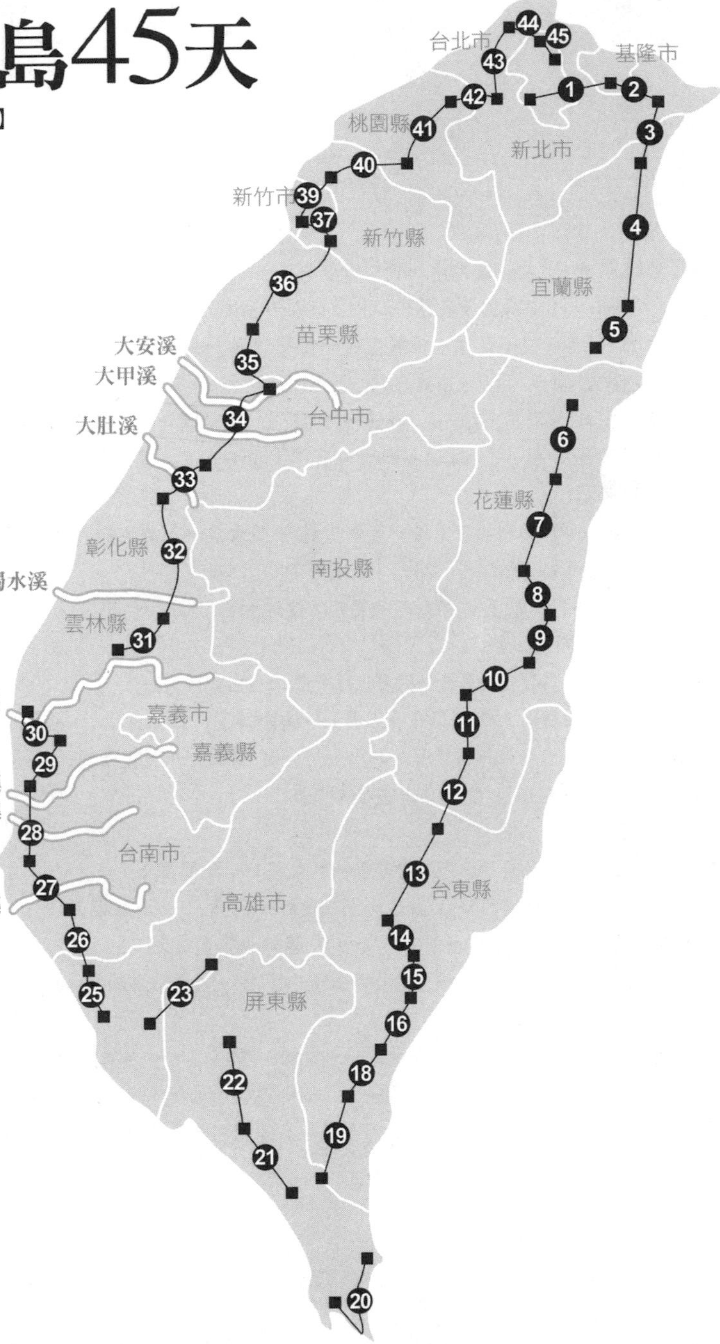

㉕真愛碼頭→（愛河→蓮池潭→楠梓→橋頭）→岡山車站
㉖岡山車站→（台17線西濱公路→二仁溪橋）→台南市
㉗台南市→（赤崁樓→孔廟→億載金城→安平古堡）→台江國家公園
㉘台江國家公園→（台17線西濱公路→七股→北門→八掌溪）→布袋
㉙布袋→（台17線西濱公路→161縣道→170縣道→台19線）→六腳鄉蒜頭糖廠
㉚六腳鄉蒜頭糖廠→（六家佃長壽橋→台17線西濱公路→北港溪→雲嘉大橋）→斗南車站
㉛斗南車站→（雲林科技工業區→產業道路→濁水溪→彰雲大橋）→二水車站
㉜二水車站→（137縣道/山腳路）→花壇車站
㉝花壇車站→（137縣道→139縣道→台74線快速公路/原中彰快速道路〔大肚溪〕→烏日）→台中車站
㉞台中車站→（旱溪自行車道→后豐自行車道）→后里車站
㉟后里車站→（義里大橋→泰安→三義）→銅鑼車站
㊱銅鑼車站→（台13線→苗栗市→新港大橋→造橋鄉）→談文車站
㊲談文車站→（館前路/台1線）→香山車站
｜㊳休息日｜
㊴香山車站→（17公里海岸線自行車道→東大路）→新竹車站
㊵新竹車站→（竹14鄉道→117縣道→湖口老街→台1線）→楊梅車站
㊶楊梅車站→（產業道路→中央大學→台1線）→桃園車站
㊷桃園車站→（鶯歌→大漢溪左岸自行車道→樹林→大漢溪右岸自行車道）→板橋車站
㊸板橋車站→（華江橋→大稻埕碼頭→洲美橋→關渡宮）→捷運淡水站
㊹捷運淡水站→（鄧公路→向天山→二子坪→巴拉卡步道）→陽明山中山樓
㊺陽明山中山樓→（紗帽路→雙溪河左岸→基隆河右岸→市府路）→台北101

【每日行走路線】

❶總統府→（國父紀念館→南港展覽館→百福車站）→八堵車站
❷八堵車站→（瑞芳→侯硐→牡丹→雙溪）→貢寮車站
❸貢寮車站→（草嶺隧道→濱海公路→大溪車站）→頭城車站
❹頭城車站→（台9線/礁溪路→宜蘭車站→縣政公園→蘭陽大橋）→羅東車站
❺羅東車站→（台9線/冬山路→蘇澳新站）→新城車站
❻新城車站→（秀林→布拉旦社區→花東縱谷193縣道起點→七星潭自行車道）→花蓮車站
❼花蓮車站→（花蓮大橋→花東縱谷193縣道→米棧大橋）→壽豐車站
❽壽豐車站→（花東縱谷193縣道）→鳳林車站
❾鳳林車站→（花東縱谷193縣道→萬里溪橋→馬太鞍溪橋）→光復車站
❿光復車站→（花東縱谷193縣道）→瑞穗車站
⓫瑞穗車站→（花東縱谷193縣道→台9線/過玉里大橋）→玉里車站
⓬玉里車站→（玉里自行車道→台9線）→池上車站
⓭池上車站→（花東縱谷197縣道→寶華大橋）→瑞和車站
⓮瑞和車站→（花東縱谷197縣道）→鹿野車站
⓯鹿野車站→（花東縱谷197縣道）→台東車站
⓰台東車站→（馬亨亨大道→台11線→新知本橋）→太麻里車站
|⓱休息日|
⓲太麻里車站→（台11線）→大武車站
⓳大武車站→（台9線/南迴公路）→雙流森林遊樂區
⓴佳樂水→（海墘大橋→風吹砂→台26線→南灣）→恆春
㉑枋寮車站→（台17線西濱公路）→東港大鵬灣
㉒東港→（台27線）→屏東市
㉓屏東（嶺口）→（台22線→澄清湖）→高雄市
|㉔休息日|

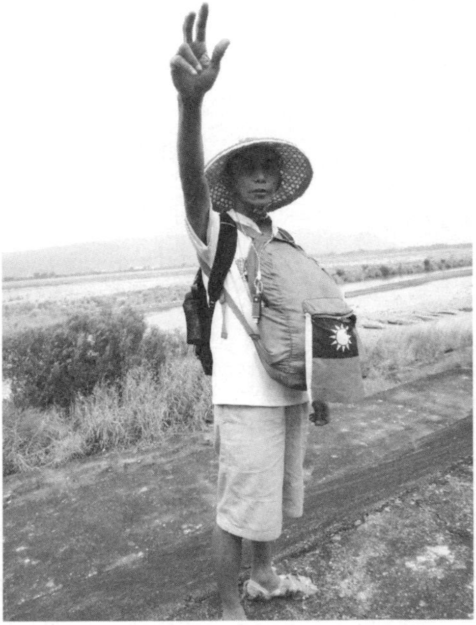

國家圖書館預行編目資料

走路讓我重生——動、綠、奶：孫正春的奇蹟三部曲／陳芸英著
--初版.--臺北市：寶瓶文化, 2014.11
面； 公分.--(enjoy；55)
ISBN 978-986-5896-90-4（平裝）
1.癌症 2.運動健康 3.健行

417.8　　103021135

enjoy 055

走路讓我重生——動、綠、奶：孫正春的奇蹟三部曲

作者／陳芸英

發行人／張寶琴
社長兼總編輯／朱亞君
主編／張純玲・簡伊玲
編輯／丁慧瑋・賴逸娟
美術主編／林慧雯
校對／丁慧瑋・吳美滿・劉素芬・陳芸英
業務經理／李婉婷
企劃專員／林歆婕
財務主任／歐素琪　業務專員／林裕翔
出版者／寶瓶文化事業股份有限公司
地址／台北市110信義區基隆路一段180號8樓
電話／(02) 27494988　傳真／(02) 27495072
郵政劃撥／19446403　寶瓶文化事業股份有限公司
印刷廠／世和印製企業有限公司
總經銷／大和書報圖書股份有限公司　電話／(02) 89902588
地址／新北市五股工業區五工五路2號　傳真／(02) 22997900
E-mail／aquarius@udngroup.com

法律顧問／理律法律事務所陳長文律師、蔣大中律師
如有破損或裝訂錯誤，請寄回本公司更換
著作完成日期／二〇一四年七月
初版一刷日期／二〇一四年十一月二十日
初版四刷+日期／二〇一六年九月二十三日
ISBN／978-986-5896-90-4
定價／三二〇元

AQUARIUS 寶瓶 文化事業

愛書人卡

感謝您熱心的為我們填寫，
對您的意見，我們會認真的加以參考，
希望寶瓶文化推出的每一本書，都能得到您的肯定與永遠的支持。

系列：Enjoy 055　**書名：走路讓我重生——動、綠、奶：孫正春的奇蹟三部曲**

1. 姓名：＿＿＿＿＿＿　性別：□男　□女
2. 生日：＿＿年＿＿月＿＿日
3. 教育程度：□大學以上　□大學　□專科　□高中、高職　□高中職以下
4. 職業：＿＿＿＿＿＿
5. 聯絡地址：＿＿＿＿＿＿＿＿＿＿＿＿

   聯絡電話：＿＿＿＿＿＿　手機：＿＿＿＿＿＿
6. E-mail信箱：＿＿＿＿＿＿＿＿＿＿

   □同意　□不同意　免費獲得寶瓶文化叢書訊息
7. 購買日期：＿＿ 年 ＿＿ 月 ＿＿日
8. 您得知本書的管道：□報紙／雜誌　□電視／電台　□親友介紹　□逛書店　□網路　□傳單／海報　□廣告　□其他
9. 您在哪裡買到本書：□書店，店名＿＿＿＿＿　□劃撥　□現場活動　□贈書　□網路購書，網站名稱：＿＿＿＿＿　□其他＿＿＿＿＿
10. 對本書的建議：（請填代號　1. 滿意　2. 尚可　3. 再改進，請提供意見）

    內容：＿＿＿＿＿＿

    封面：＿＿＿＿＿＿

    編排：＿＿＿＿＿＿

    其他：＿＿＿＿＿＿

    綜合意見：＿＿＿＿＿＿＿＿＿＿＿＿
11. 希望我們未來出版哪一類的書籍：＿＿＿＿＿＿＿＿

讓文字與書寫的聲音大鳴大放

寶瓶文化事業股份有限公司

（請沿此虛線剪下）

廣　告　回　函
北區郵政管理局登記
證北台字15345號
免貼郵票

寶瓶文化事業股份有限公司　收

110台北市信義區基隆路一段180號8樓

8F,180 KEELUNG RD.,SEC.1,

TAIPEI.(110)TAIWAN R.O.C.

（請沿虛線對折後寄回，或傳真至02-27495072。謝謝）